Docteur LUCIEN-GRAUX

LES
Caractères Médicaux
DANS
L'ÉCRITURE CHINOISE

OUVRAGE ORNÉ DE 270 FIGURES

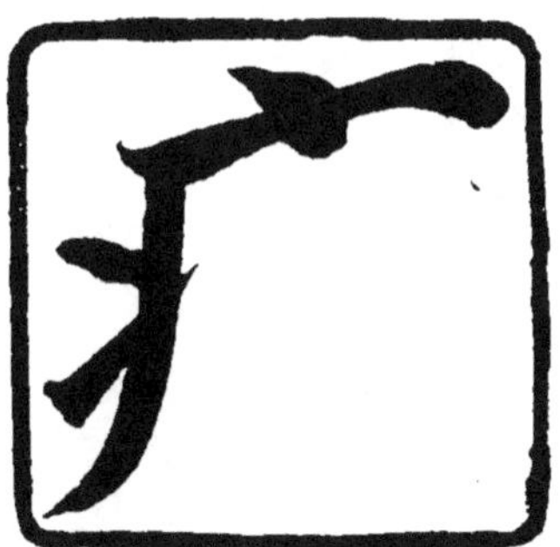

PARIS

A. MALOINE, Editeur

25-27, Rue de l'École de Médecine, 25-27

1914

2e mille

Les Caractères Médicaux

dans

l'Écriture Chinoise

———

L'élégant pinceau de M. MA-SI-TSAN
a spécialement tracé pour cet ouvrage
les 270 caractères chinois qui y figurent

LES
Caractères Médicaux

DANS

L'ÉCRITURE CHINOISE

PAR LE

Docteur LUCIEN-GRAUX

Lauréat de l'Institut
Membre de la Société de Médecine de Paris
Directeur de la GAZETTE MÉDICALE DE PARIS
et de LA PLUS GRANDE FRANCE

———

PARIS
Grande Librairie Médicale et Scientifique
A. MALOINE
25-27, Rue de l'Ecole de Médecine

1914

Du Même Auteur :

Application de la Cryoscopie à l'étude des eaux minérales. — (Ouvrage récompensé par l'Académie des Sciences, l'Académie de Médecine et la Faculté de Médecine), 1 vol. in-8. Rousset, éditeur. Paris, 1905.

La Tuberculose et l'Habitation urbaine. — (Ouvrage honoré de souscriptions du Ministère du Commerce, du Conseil Municipal de Paris et du Conseil Général de la Seine). Rousset, éditeur.

L'Hygiène des Métropolitains souterrains. (Rapport au Congrès d'assainissement et de salubrité de l'habitation). Rousset, éditeur.

Le Sweating-System et la loi sur la protection de la santé publique. — (Communication au Congrès de l'Association des Ingénieurs, Architectes et Hygiénistes municipaux, Lyon 1907).

L'Hygiène des Villes d'Eaux : Modifications à apporter aux articles 7, 11, 19, 20 de la loi du 15 février 1902. (Rapport à la Commission des Stations Hydrominérales et Climatiques du Ministère de l'Intérieur).

Les Arrêtés municipaux et les Lois du 15-19 février 1902 e 1903. — (Congrès international d'assainissement et de salubrité de l'habitation. Paris 1904), in-8, Paris. Rousset, 1905.

L'Assistance familiale et les Troupes coloniales et de marine. — (Congrès international et général d'assistance familiale, Liège 1905). Paris, Rousset, 1905.

Insuffisance de la loi de 1902 et des règlements sanitaires français dans la lutte contre la tuberculose. — (Congrès international de la Tuberculose. Paris 1905). Paris, Rousset, 1905.

Le Divorce des aliénés. — (Ouvrage honoré de souscriptions du Conseil municipal de Paris et du Conseil général de la Seine, 8ᵉ mille). A. Maloine, éditeur. Paris 1912.

En collaboration avec le Docteur Henri Thierry :

L'Habitation urbaine. Chambres de domestiques, Cuisines et Loges de Concierges. — (Rapport adopté par la Société d'Art populaire et d'Hygiène).

En collaboration avec M. Jean Lahor :

L'Habitation à bon marché, saine et rationnelle. — (Ouvrage couronné par l'Académie des Sciences Morales et Politiques). Paris, Alcan, 1908. 2ᵉ édition.

AVANT-PROPOS

Les relations intellectuelles des pays de l'Occident et de la Chine ont, surtout depuis le début du XIXe siècle, pris une extension considérable. La sinologie, mieux appuyée sur la connaissance des textes, mieux armée pour en établir de fidèles traductions, a pénétré le génie chinois et, rompant avec telles méthodes de travail où l'empirisme semblait ne devoir se mettre qu'au service du merveilleux, s'est organisée en Europe sur des bases stables, comme une véritable science, avec un robuste bagage de certitudes acquises, de chronologies exactes, d'études approfondies. Du point de vue de l'histoire, comme de celui de la géographie de l'ex-Empire, les auteurs antiques ont été soigneusement interrogés et, à l'heure présente, sauf quelques lacunes dont chaque jour réduit le nombre, on peut admettre que — pour le moins dans une mesure très suffisante à nous en donner une lumière complète, — l'évolution multi-séculaire du plus extraordinaire des peuples nous est connue. Ainsi en va-t-il de l'ethnographie de détail, région par région, de la philologie comparée, depuis les contrées du Nord où les langues Mantchoues et Mongoles le cèdent peu à peu au Chinois, lui-même compliqué de « dix mille » variantes, jusqu'aux pays du Sud où la langue des Célestes s'efface insensiblement pour se fondre dans de nombreux dialectes et autres langues non moins antiques qui n'ont plus avec elle d'origines communes.

En ce qui concerne les arts, et aussi bien ceux de l'architecture, de la peinture et de la sculpture que la multitude des arts décoratifs appliqués à l'industrie, des travaux du plus haut prix ont été, depuis un temps relativement court il est vrai, poursuivis par des «spécialistes» qui sont loin d'avoir sur ce terrain, rejoint les historiens proprement dits. Néanmoins, tant en France qu'en Allemagne et en Angleterre, une émulation des plus caractéristiques nous laisse prévoir comme très prochain le jour où nous aurons sur l'art et les artistes de Chine, à toutes époques, des connaissances aussi précises que celles dont nous sommes pourvus, touchant le Japon.

Religions, codes, poésies, ouvrages philosophiques, kabales, magie, récits de voyages, épigraphie, théâtre, romans, alchimies, etc., : autant de rubriques où s'exerça la sagacité des sinologues européens. De ces innombrables enquêtes, une remarquable classification a été établie par M. Henri Cordier, en un ouvrage intitulé *Biblio-theca sinica* (dictionnaire bibliographique des ouvrages relatifs à l'Empire chinois). On y peut vérifier la richesse actuelle des matériaux d'étude mis à la disposition des sinologues de demain.

Un paragraphe concernant la médecine figure en cet ouvrage et l'on ne peut qu'être frappé, encore que sa pauvreté soit toute relative, du peu de documents qu'il renferme. Si l'on ne pouvait dire, sans être à juste titre taxé d'exagé-ration pessimiste, que l'art de guérir selon les méthodes chinoises n'a pas eu, à proprement parler, son commentateur en Europe, force est bien toutefois de convenir que les recherches, sur ce point, furent beaucoup moins abondantes et moins heureuses que sur bien d'autres.

Notre intention en composant le présent ouvrage n'a pas été, est-il besoin de le déclarer, de suppléer à cette sorte de pénurie. Il ne s'agit ici que d'un curieux cas particulier où, sous une forme originale dont le mérite appartient tout entier au génie de la langue chinoise, le plus pro-fane des lecteurs pourra aisément retrouver la pensée, savante et artiste, des Célestes qui composèrent, d'un pinceau ingénieux, les caractères relatifs à la maladie.

On sait qu'en chinois, chaque idée est exprimée par un mot que traduit graphiquement un signe simple ou complexe. Chacun de ces signes a fait, dans la plupart des cas, l'objet d'une longue méditation. Il advient souvent qu'un signe est toute une image. Nous avons été séduit, en étudiant la formation des caractères chinois, par l'aspect idéographique que prenaient beaucoup d'entre eux. Nous avons recherché les caractères correspondant à la série des affections humaines. Et la récompense de notre effort a été de voir apparaître une longue suite de signes dont beaucoup étaient d'étonnantes *peintures d'idées*.

Et il nous a semblé qu'un tel spectacle pourrait intéresser d'autres que nous. Ces jeux étymologiques s'étendent du premier au dernier des milliers et des milliers de signes dont l'armée redoutable emplit les pesants dictionnaires chinois. Le lecteur trouvera, parmi ces pages, les seuls caractères d'ordre médical. Ils suffisent à donner une idée très précise de la construction de l'écriture, au pays des Dragons et du Lotus. Disséquer ces caractères, c'est se rapprocher un peu de cette mentalité subtile, de ce tour d'esprit si particulier qui, si longtemps impénétrables aux hommes de l'Ouest, se dressaient entre nous et les Chinois comme une autre « Grande Muraille ». Nous serons heureux si notre œuvre, prenant modestement place à la suite de magnifiques ouvrages européens, ouvre, à son tour, une petite brèche nouvelle dans le haut rempart derrière lequel notre curiosité d'Occidentaux cherche à saisir et à pénétrer la psychologie des " Enfants de Han ".

" *Les Caractères médicaux dans l'Ecriture chinoise*" constituent, somme toute, un essai d'un genre nouveau, qui, peut-être, pourrait servir de point de départ à une suite d'études analogues, consacrées aux sujets les plus variés. Nous ne doutons pas que des travaux de ce genre présenteraient, pour la connaissance de l'Est, un réel intérêt. Voici une toute petite pierre pour ce grand édifice philologique. Nous avons eu plaisir à la sculpter d'un ciseau patient et nous faisons des vœux pour qu'à la considérer dans ses détails, ceux qui la tourneront et retourneront entre leurs doigts, y trouvent un semblable agrément.

Dr LUCIEN-GRAUX.

QUELQUES EXPLICATIONS

SUR LE

Génie de l'Écriture Chinoise [1]

Qui d'entre nous n'a consacré au moins quelques instants à suivre des yeux, sur le flanc des potiches chinoises, sur l'aile des éventails d'Extrême-Orient, ou parmi les fonds des peintures sur soie enlevées au pinceau fin par les habiles artistes du « Grand Est », ces colonnes inégales où se superposent les capricieux et souples caractères en quoi les Célestes renferment la poésie de leur pensée ? Qui ne s'est un instant amusé à observer ces énigmes où semble se prolonger, par la virtuosité de la touche, par l'originalité graphique du grimoire, le génie artiste d'un peuple qui, à l'égal et plus encore que les Persans, met plus haut dans son estime l'art d'écrire que l'art de peindre ? Encore que soient bien rares, parmi ces curieux de l'écriture chinoise, ceux qui savent, de ci, de là, déchiffrer quelques éléments de ces sentences calligraphiées, tous ont

---

(1) En cet ouvrage, les noms chinois sont orthographiés suivant la transcription de M. Arnold Vissière, professeur à l'École des Langues Orientales vivantes de Paris. Cette transcription est adoptée par notre Ministère des Affaires Étrangères.

convenu assurément qu'il y avait là du talent encore et, à coup sûr, une émerveillante ingéniosité. Et il est vrai qu'en effet les caractères, si nombreux qu'on peut les dire presque innombrables, usités en Chine depuis les siècles des siècles, sont, dans la plupart des cas, d'admirables trouvailles, d'étonnants résultats de profonde méditation. Nos langues occidentales, qui eurent, pour se transposer sur le papier, recours à la méthode alphabétique, ne nous laissent point concevoir ce que fut le travail formidable, lent et gravement réfléchi, de longues générations appliquées à définir, par un *signe* exact et parlant, le *sens* d'un mot en même temps que la *forme* d'une idée. Par la combinaison régulière des lettres, nous composons, pour les écrire, des transcriptions phonétiques de nos mots parlés. La syllabe, chez nous, a sa composition fixe et son contour défini. Telle voyelle intercalée entre deux consonnes exprime, avec, seulement, de légères variations dans l'accent, la même sonorité vocale.

Nos moyens scripturaux sont, pourrait-on dire, mécaniques et indéformables.

Il n'en va pas de même pour l'écriture chinoise. Chaque idée, qu'elle soit abstraite ou concrète, s'énonce sous les apparences d'une sorte de dessin, et aussi chaque mot, qu'il soit substantif, adjectif, verbe, adverbe, conjonction, marque du génitif, du datif, etc.

Un signe, un caractère font image. En eux intervient, d'une façon à peu près générale, un élément de compo-

sition qui les apparente à une famille de mots ayant,
dans la réalité des faits, quelque signe de similitude
avec l'idée exprimée par les signes dont il s'agit. Pour
donner un exemple, nous disons, en français : veau,
bœuf, vache, taureau, génisse. Ces cinq animaux
appartiennent à la même espèce. Et pourtant, dans les
syllabes qui les désignent, aucun élément commun ne
marque « l'air de famille » qui existe entre la génisse,
le taureau, la vache, le bœuf et le veau. En chinois, un
radical, une clé placée, en composition dans le caractère relatif à chacun de ces sujets de la race bovine,
prévient les yeux et l'esprit. A découvrir ce radical
dans le caractère qui signifie veau, un enfant chinois,
un néophyte des études chinoises, sont avertis qu'il va
très probablement être question de l'un ou de l'autre
des susdits animaux. C'est une ressource précieuse,
mais on conçoit que c'est aussi une singulière difficulté,
si l'on se souvient que, pour désigner toutes choses,
les chinois ont été obligés, sinon de composer un
nombre infini de clés, au moins d'en utiliser 214,
dont les combinaisons exigent d'eux une sagacité de
tous les instants.

Nous nous proposons, dans cet ouvrage, d'envisager un certain nombre d'affectations de la clé 104.

Qu'au moins le lecteur ne s'effraye point, de prime
abord, à s'entendre ainsi menacé, sans plus de pré-
cautions, de la clé 104. Nous avons voulu ici composer
uniquement un recueil d'observations qui soit acces-

sible à tous. Point n'est besoin d'être sinologue pour déchiffrer les caractères dont nous allons nous occuper. Par des explications claires, par des graphiques imagés, figuratifs, idéographiques, et s'imposant aux yeux du premier coup d'œil, nous sommes assurés que le lecteur, sans effort, accédera à la connaissance — encore que très limitée, — de ce génie chinois qui peut-être ne s'exerça jamais avec plus d'éclat que dans l'élaboration des caractères graphiques.

Nous expliquerons, avant qu'il soit peu, ce qu'est la clé 104 et comment elle doit, tout particulièrement, intéresser les médecins comme tous ceux qui, de près ou de loin, portent intérêt à l'histoire, à la formation, au développement, ou aux soins donnés aux maladies.

Toutefois, nous nous ferions scrupule de ne pas ajouter quelques paroles encore aux prolégomènes que l'on vient de lire, touchant la constitution de l'écriture chinoise. Ces commentaires, intervenant ici en matière de prologue, sont, nous semble-t-il, indispensables à l'exacte compréhension d'un sujet, qui, pour être exposé avec le minimum d'obscurité, n'en exige pas moins un maximum de lumière.

La première règle de formation de l'écriture chinoise consista à figurer la forme de la chose exprimée, autant qu'il était possible. Le soleil, la lune, la pluie,

le feu, l'eau, la montagne, la branche, le lion, le tigre,
l'éléphant, le cheval, le bélier, le chien, l'oiseau, l'idée
de voler à travers les airs, la poule, le poisson, la tortue, le serpent, le scorpion, la coquille, la main, la
griffe, l'œil, le nez, la bouche, la mamelle, le cœur,
le toit, la fenêtre, le jardin, le treillage, le chariot, le
vase, le trépied, la hache, le clou, le crochet, la cage,
le plat, l'arc, la flèche, l'anneau, la boule, etc..., sous
le pinceau des inventeurs de caractères, furent figurés
primitivement selon des dessins reproduisant souvent,
avec une absolue fidélité, la forme des objets désignés.
C'étaient là, somme toute, de véritables peintures,
des images des objets sensibles, les symboles simples
des idées concrètes. Ce mode est le premier qui dût se
présenter à l'esprit de l'homme soucieux de s'exprimer
par l'écriture; aussi le trouve-t-on en usage chez tous les
peuples les plus anciens. Mais il offrait une difficulté
qui pouvait sembler insurmontable : celle de représenter les choses spirituelles, l'âme et ses mouvements,
tout l'abstrait, la beauté, la laideur, et les choses intellectuelles, comme aussi les nombres. Il fallait recourir
à la métaphore, à l'allégorie, aux signes indirects,
lointainement évocateurs, par transposition dans le
plan réel, des idées irréelles que l'on voulait définir.

Ainsi *le cœur* pouvait intervenir dans les signes
afférents aux passions : l'affection, l'amour, la haine,
la crainte... Quoiqu'il en fût, le système ne pouvait
qu'être limité et incomplet. On en vint donc à grouper

deux ou plusieurs objets naturels pour indiquer une idée abstraite, à additionner des traits, comme par exemple, dans le signe qui traduit l'idée d'un objet *pointu* : superposition du signe *petit* au signe *grand*, donc, pyramidal, terminé en pointe. L'idée du *milieu* fut représentée par une verticale traversant un cercle. Et voici divers autres agencements. *Enfiler* : deux anneaux traversés par une ligne droite ; *voisinage* : deux carrés juxtaposés. *Le tonnerre* : quatre roues jointes par des lignes en zigzag. *Le blanc* : un œil qui louche, de sorte que l'on n'en voit presque que le blanc. *L'idée de regarder* : deux yeux ; l'idée d'une *brillante clarté* : le soleil et la lune accolés ; la *perdrix* : le signe de l'oiseau et celui de la flèche ; *la mort* : une urne sépulcrale ; l'idée de *descendant, descendance* : un enfant suspendu à une chaîne, une corde, un fil ; le sentiment de la *compassion* : un cœur surmonté de deux traits horizontaux, *deux* marquant l'idée d'un cœur qui partage les peines d'un autre cœur.

Et puis, par force de nécessité, on en vint aux caractères encore plus complètement combinés. On réunit deux signes pour exprimer une chose qu'ils ne signifiaient ni l'un ni l'autre, pris séparément. Exemples : *Bouche* et *chien*, pour dire aboyer. *Maladie* et *parole* pour indiquer le mutisme. *Le feu* et *beaucoup* pour traduire grand incendie ; l'*homme* et la *montagne* pour désigner l'ermite ; la *bouche* et *l'oiseau* pour le chant ; *l'oreille* et la *porte* pour entendre ; *l'eau* et *l'œil* pour les larmes ; *l'arbre* et *l'arbre* pour une forêt ; *l'arme* et le caractère qui signifie *aller à pied* pour le guerrier. Cette classe de caractères est des plus abondantes et des plus colorées. Bon nombre sont si remarquablement descriptifs que, selon l'opinion du sinologue Abel Rémusat, ils pourraient fournir matière à de hautes considérations philosophiques.

Ensuite, intervinrent les caractères métaphoriques. Ces caractères sont détournés de leur sens propre et employés au figuré. On y voit emprunter des figures à des objets matériels pour les appliquer par analogie à des choses immatérielles ou à des idées abstraites. Cette classe a ouvert un champ presque sans bornes à la multiplication des signes chinois. Ainsi, le soleil rapproché de la lune prend ici outre le sens d'éclairer, de lumière, celui de comprendre.

Signalons maintenant les caractères idéo-phonétiques. Avec l'écriture chinoise telle que nous venons de l'analyser sommairement, il était aisé d'exprimer les images tangibles, les objets génériques, et une certaine quantité d'idées abstraites. Mais il eut été absolument impossible d'établir la distinction des espèces, des variétés, des nuances d'objets ou d'idées. Il eut fallu multiplier sans fin le nombre des images et des symboles. Une combinaison remédia à ce danger, combinaison fort simple et qui est, en réalité, une sorte de tentative d'alphabet. Cette combinaison consiste à placer à côté du signe figuratif et générique un autre caractère dont la prononciation est supposée généralement connue. Par exemple, le signe qui signifie *lieue* et se prononce *li* adjoint au signe qui signifie poisson, complétait un ensemble qui lui aussi, se prononce *li*, mais signifie *carpe*. Le pronom *je* se dit *wò* en chinois. Accolé au mot *oiseau* qui se dit *niào*, l'ensemble devient *wô : oie*. On voit que le signe *wò* perd sa signification propre. Par cet artifice, les Chinois ont réussi, non seulement à exprimer les espèces et les genres, mais encore les qualités, les défauts, etc...

Le mot *pā* qui est *huit*, soudé au mot *mà* qui est cheval, forme *pā* qui est : *cheval de huit ans*.

Tous les philologues admirent en ceci, la sagacité des Chinois. En étudiant la clé 101, qui est la clé des *maladies*, nous allons nous rendre compte que ces diverses règles de composition des caractères ont précieusement servi à la constitution d'un corps d'images admirablement parlantes et telles qu'il ne serait pas si ridicule d'en souhaiter un usage universel, pour les désignations des maladies. Alors qu'aujourd'hui, les médecins du monde entier, séparés par la différence des langues, se mettent d'accord. pour la désignation des affections multiples, sur des termes dont les éléments constitutifs sont empruntés au latin et au grec, il serait peut-être ingénieux de simplifier le langage par l'emploi consenti par tous, de ces signes descriptifs où, avec une habitude rapidement acquise, chacun quel que soit son idiome maternel, pourrait reconnaître, dans le jeu spirituel des signes, la maladie que l'on y veut désigner. A supposer même que notre proposition ne fut qu'un amusant paradoxe, on ne saurait nier que, de tous les langages ou notations conventionnelles, ceux adoptés par les chinois soient les plus rationnels et les plus logiquement construits.

Si le lecteur n'en est pas encore absolument convaincu, nous ne pouvons douter qu'il en convienne lorsqu'il refermera cet ouvrage.

CE QUE SONT LES « CLÉS » CHINOISES

A mesure que s'accumulaient les nouveaux caractères dans la langue des Célestes, les lettrés s'inquiétaient des inconvénients qui devaient résulter d'une absence de classement méthodique parmi toutes ces images nécessaires à la transcription graphique d'une langue chaque jour enrichie. On se préoccupa donc d'un moyen de classification. Un ouvrage terminé en l'an 121 de notre ère, le *Choûo wên* codifia l'écriture, par le moyen des « clefs ».

L'auteur rassembla les 540 caractères primordiaux et en fit la base de son système. Il en dressa un tableau, en commençant par les plus simples, en finissant par les plus compliqués. Certains étaient idéologiques, d'autres idéo-phonétiques, d'autres encore purement phonétiques. Tels exigeaient un trait de pinceau, tels autres deux, trois, cinq, dix, quinze, dix-sept traits de pinceau. Tous les caractères chinois étaient composés du mariage, plus ou moins complexe, de ces 540 signes essentiels. Dans la suite des temps, le travail de ce premier lexicographe fut retouché. On ajouta, on retrancha des clés. En l'an 1011, on ne comptait plus que 206 clés, du fait du rattachement d'un bon nombre de clés anciennes à d'autres clés qui leur étaient parentes. Puis on revint à 543 clés, à 444, à 500, à 360, à 454, à 439, on monta à 707, on descendit à 85, on en vint à 93, on recula à 60. Enfin en 1616, on se fixa à 214 clés, et depuis cette époque, on s'en est tenu à ce nombre.

Pour bien faire comprendre les commentaires qui seront rassemblés ici au sujet de la clé des Maladies, il nous est indispensable de décrire ici quelques clés, parmi les 214 dont se servent les Chinois dans leurs dictionnaires depuis le xviie siècle. Citons la clé n° 7. Elle est composée de deux traits horizontaux superposés. Elle correspond aux idées de *deux*, — *second*, — *répétition*, etc. La clé de l'homme, clé n° 9, figure les deux jambes écartées d'un homme ; la clé 17 : *caverne, réceptable* est représentée par un carré dont le côté supérieur n'est pas tracé. La clé 30, qui est celle de la *bouche*, est composée d'un plus petit carré, déformation moderne du rond qui, jadis, figurait l'orifice d'une bouche prononçant notre lettre O; la clé 33 est composée du signe *un* superposé au signe *dix*. Elle a pour sens : *lettré, savant, un* homme qui en vaut *dix*. La clé 40, *le toit*, représente un toit de pagode. Elle signifie aussi *couvert, asile, abri, refuge*. La clé 46 : *montagne* est l'image synthétique de trois cimes côte à côte. La clé 47, *eau qui coule*, s'exprime par trois rides aux brisures parallèles, en évocation des rides de l'eau courante. La clé 48, qui signifie *art, travail, artisan,* c'est l'*équerre* des ouvriers ; la clé 59, *les plumes, orner* s'exprime par trois traits obliques superposés : plumes retombantes. La clé 61, le *cœur* a la forme d'une enveloppe concave avec trois points alentour qui signifient trois ventricules (1). La clé 75, l'*arbre* représente le tronc, les branches horizontales et les basses branches inclinées vers le sol. La clé 85, l'*eau* figure, sous une forme différente de la clé 47, les rides de l'eau courante. La clé 86, *le feu,* ce sont trois flammes dansantes. La clé 102, c'est le *champ* : un carré avec deux transversales intérieures, évoquant les sillons et canaux d'irrigation, dans les rizières.

La clé 104 qui fait l'objet de la présente étude, est la clé des *maladies* : elle représente un homme couché dans son lit ; la clé 109, l'*œil,* fait image avec un œil et sa prunelle. La clé 118, le *bambou,* est exprimé par deux tiges de roseau et leurs feuilles pendantes. La clé 123, le *mouton,* est la dénaturation d'un ancien signe figuratif représentant l'animal désigné. La clé 128 est une *oreille.* Son sens est, en effet, *oreille, anse de vase, entendre* ; la clé 129, est une main tenant un calame : elle correspond à l'idée du *pinceau pour écrire.* La clé 130 nous montre de

---

(1) Longtemps, les Chinois, comme nous-mêmes d'ailleurs, estimèrent que le cœur ne comportait que trois cavités.

la viande coupée en petits morceaux dans un vase.

Elle veut dire *chair, viande* (1). La clé 140 qui exprime l'idée de l'*herbe*, de la *plante* est composée de deux brins d'herbe ramifiés. La clé 147, *voir, regarder*, etc., est constituée d'un œil d'où se détachent deux rayons. La *parole*, clé 149, est une bouche d'où s'échappent un à un, de petits traits horizontaux, les mots. La *voiture*, clé 159, c'est le corps carré d'un chariot, vu en plan, avec son noyau, et ses deux roues. La *liqueur*, clé 164, (2) c'est un vase avec son couvercle et, à l'intérieur, le niveau du liquide indiqué par un trait horizontal. Clé 173, la *porte*, figure les deux vanteaux de la porte chinoise. Clé 173, la *pluie* : le firmament, l'enveloppe céleste, et des gouttes de pluie tombant de part et d'autre d'un trait vertical. Clé 182, le *vent* : l'enveloppe céleste et un insecte, au souvenir des vents furieux qui, en Chine, entraînent dans les airs les petits animaux, insectes, etc. Clé 194, le *démon*, le *fantôme*, les *mânes* : l'image d'un être légendaire. Clé 203, *noir, obscur*, des flammes montant jusqu'à lécher le bord d'une fenêtre par où elles ressortent : le bord de la fenêtre reste *noir* après le passage de la flamme, etc.

---

(1) Les Chinois conservent de la viande boucanée dans des vases.

(2) Plus couramment : désignation d'heure chinoise (de 5 à 7 h. du soir).

Ces diverses clés sont rangées par ordre de complication dans le tracé. Il suffit d'en avoir énoncé quelques-unes pour faire apprécier la nature de leur formation. C'est sous ces deux cent quatorze clés fondamentales que sont rangées les caractères chinois qui, tous, entrent en composition avec elles pour exprimer, avec une **extrême variété graphique**, la totalité des idées.

LA CLÉ DES MALADIES

(*Clé* 104)

Il était assez naturel que les Chinois, dans leur désir d'établir en leurs signes graphiques, des classifications par espèces — sans préjudice d'autres classifications — en vinssent à déterminer la forme type d'un caractère général représentant, par sa structure conventionnelle, le fait même d'*être malade*, l'état d'un être privé de santé. Nous savons, pour en avoir conservé un grand nombre que, parmi les travaux littéraires et savants composés depuis les siècles des siècles en langue chinoise, figurent beaucoup d'ouvrages, relatifs à la médecine du point de vue thérapeutique, ou ayant trait à la rigoureuse mise en ordre des affections dont souffre le genre humain. Quoique l'on ait pu trop longtemps croire le contraire, les Célestes ont une médecine qui n'est point exclusivement empirique. Leur admirable faculté d'observation leur a permis, de toute antiquité, de fixer des règles précises, d'envisager toute maladie d'un point de vue plus ou moins scientifique. Dans la courte notice bibliographique qui figure aux dernières feuilles du présent volume (1), il sera facile de vérifier que les Européens ont enfin rendu justice à la connaissance méthodique que possèdent les Chinois, eu égard à l'évolution des maladies et aux moyens selon eux les plus sûrs d'y remédier. Au xviiie siècle, en 1773, l'empereur Kien-Long fit commencer une collection des meilleurs ouvrages nationaux. Elle devait se composer, suivant le désir de ce prince, de 160.000 volumes. En 1818, les savants chargés de publier cette vaste encyclopédie avaient déjà mis à jour 78.731 recueils. Depuis lors, le travail a été complété. S'il nous est impossible ici de nous appuyer sur des chiffres précis relativement à cet énorme labeur et à son état au temps présent, nous pouvons néanmoins consigner le chiffre imposant de 1.915 ouvrages médicaux déjà réunis et réédités à la date de 1818. Nul doute que ce chiffre n'ait aujourd'hui au moins doublé. Dans ce riche ensemble d'écrits, il n'est point seulement question de généralités, de vagues conseils. Tout au contraire, on y trouve, en nombre, de véritables thèses, des commentaires très approfondis sur les maladies les plus diverses. Au cours de ces ouvrages on a souvent l'occasion, entre autres, de voir, non sans étonnement, des Chinois de toutes

____

(1) Quelques ouvrages Européens sur la Médecine chinoise et annamite, (page 266).

époques parler savamment de l'hydrothérapie dès le iiie siècle de notre ère, du diagnostic des maladies par l'examen du pouls ; on y trouve de précises descriptions d'instruments de chirurgie, on peut s'y instruire des moyens curatifs de la goutte, du rhumatisme, des affections nerveuses. Et l'on aurait vraisemblablement à apprendre quelque chose en cherchant comment les Chinois conçoivent l'hygiène préventive. On les entend fréquemment parler, doctoralement, mais non sans une grande intelligence, des causes et des effets de la petite vérole, de la fièvre intermittente, de la surdité, de la rougeole chinoise, de l'accouchement, de la vie intra-utérine et des moyens de reconnaître les sexes avant la naissance, de la diphtérie, de la vaccine, de la syphilis, de la tuberculose, de la blennorragie, du béribéri, du choléra, de la peste bubonique. On y vérifie que l'indigestion a fixé les méditations de quelque savant médecin de l'ex-Empire jaune et qu'il y a consacré un fort judicieux traité. Et l'on y découvre que les "Dix mille Peuples" ont étudié avec un soin et une compétence égales, le typhus, la lèpre, la rage, l'helminthiase intestinale, les vers intestinaux, l'appendicite, toute la parasitologie, l'art dentaire, l'art vétérinaire, la question de l'efficacité des eaux thermales, la colique sèche, l'ascaride lombricoïde, l'abcès au foie, l'ovariotomie, les effets de l'avortement, la pédérastie, les étapes de la nubilité, sans oublier tout un domaine chirurgical dont l'examen nous conduirait au delà des limites que nous nous sommes assignées ici.

Un tel luxe d'études médicales justifiait bien, en vérité, l'adoption d'un signe spécifique de la maladie, et son introduction, sous la cote 104, dans la série des 214 clés fondamentales de l'écriture chinoise.

Le moment est venu pour nous, d'analyser, dans ses éléments graphiques, la clé des maladies. La clé 104 se compose, ainsi qu'on peut en juger dans la figure 1, d'un trait horizontal surmonté d'une

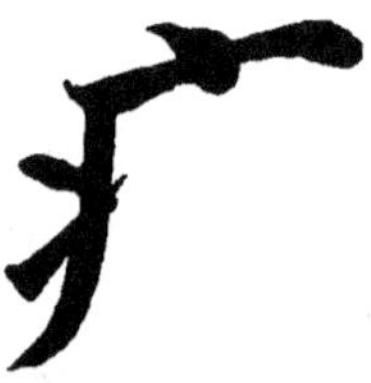

(Figure 1)

sorte de trait virgulant, puis, à gauche, d'un second trait incurvé où, sur le côté concave, sont pointés deux petits traits complémentaires.

Nous ne voulons pas oublier que ce signe, — prononcé *Ni* dans la langue de Pékin, — reste un grimoire aux yeux du lecteur profane. Nous concevons qu'il ne doit, en ce moment, voir, dans son adoption pour la désignation générale des maladies, qu'une fantaisie arbitraire, qu'un hasard de pinceau. Notre premier devoir sera d'expliquer comment ce signe n'est point une invention sans raison, comment au contraire, il est la conséquence d'une pensée d'artiste qui fut renforcée par la pensée d'un logicien du système graphique chinois.

Pour rendre nettement et facilement intelligibles les explications qui suivent, nous croyons opportun de fournir, sur l'origine et la formation de ce signe, l'opinion fausse de commentateurs européens, plus épris de pittoresque que de judicieux raisonnement. A ce propos, qu'il nous soit permis d'ouvrir une indispensable et précieuse parenthèse. Aucun ouvrage du genre de celui-ci, nous entendons : un ouvrage spécialisé à l'étude des caractères médicaux, n'a encore été publié tant en Chine que dans le reste du monde. Voici donc le premier essai d'analyse des caractères chinois relatifs à la maladie. Mais un grand nombre de sinologues se sont, pourrait-on dire, amusés, au cours d'autres ouvrages, à donner, sur la composition de divers signes chinois, des explications qu'ils croyaient conformes à la vérité historique. Il faut avouer, à leur confusion, que dans la plupart des cas, ces auteurs se sont laissés entraîner par le dangereux plaisir de prendre leurs hypothèses pour des certitudes. Ils ont fourni, sur les caractères qu'ils détail-

laient élément par élément, des analyses bien singulières. Leur imagination s'est montrée, en ce jeu
redoutable, plus qu'orientale. Il en est résulté des
erreurs fort regrettables au point de vue étymologique. Il faut bien des fois déchanter lorsque l'on
regarde de plus près la structure exacte d'un caractère chinois trop spirituellement *expliqué*. Nous nous
rendrons compte, nous-même, de la tentation qu'il
y a, à interpréter trop librement l'architecture des
caractères. Il est certain, quelque soin que nous
mettions à éviter les décompositions de signes trop
fantaisistes, que nous trébucherons quelquefois dans
ce que l'on pourrait appeler l'opinion personnelle.
Nous ferons au moins effort pour éviter ce péril,
en contrôlant nos dires, le plus étroitement possible
aux sources chinoises les plus autorisées. Ce dont
nous ne nous ferons pas faute, ce sera de mentionner
les erreurs d'autrui lorsqu'elles nous reviendront en
mémoire. Si cela est peu charitable, c'est assurément
fort nécessaire. Notre punition d'avoir été si inexorable, sera, sans doute, dans l'avenir, d'être repris
par quelque sinologue encore plus sévère que nous,
s'il nous advient, ce qui est humain en toutes les
langues, de nous tromper dans nos déductions.
Et ce ne sera que justice.

Fermant la parenthèse et revenant au caractère *ni*
(figure 1), remettons-le nous sous les yeux, avec
ses deux éléments linéaires, l'un horizontal, l'autre

courbe, et ses trois éléments ponctués, l'un en haut, les autres au côté gauche.

Les fantaisistes de l'analyse graphique, tel Bailly dans son dictionnaire franco-chinois (Saïgon, 1889), expliquent ce caractère en y voyant le mouvement oblique du corps d'un malade debout, si faible qu'il est obligé d'étendre le bras pour « s'appuyer contre quelque chose comme fait une personne quand elle est malade ». Aucune raison pour justifier la présence du point supérieur et des deux points latéraux. Interrogé par moi sur le sens de ces points latéraux, un subtil analyste a voulu y voir une déformation de la clé 15, qualifiée *pīng*, et signifiant eau gelée. (figure 2). Selon mon informateur, cette eau gelée n'était autre que la sueur qui coule sur le corps d'un homme malade et particulièrement, en proie à une violente fièvre : en bref, la sueur froide.

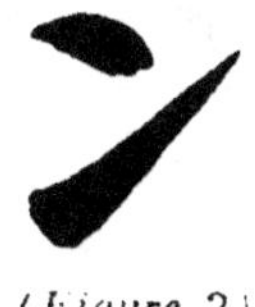

(Figure 2)

La version est amusante. Le malheur est qu'elle est fausse. Elle constitue un typique exemple de ces licences trop fréquemment prises avec l'authenticité des caractères chinois.

Donnons donc l'exacte analyse de la clé 104.

Force nous est, pour appuyer notre analyse, de demander au lecteur la faveur de le conduire dans des âges très reculés, parmi les textes où n'était encore employée que l'antique écriture dite écriture *tchouán*. Cette écriture est, pourrait-on dire, la mère de l'écriture actuelle. Elle a disparu de l'usage courant. Pourtant on l'a conservée dans certains cas, notamment pour la composition des sceaux officiels ou autres. C'est elle que l'on reconnaît, dans bien des cas, enclose en un carré, au pied des peintures chinoises. Elle représente alors le nom du peintre, ou celui du mécène pour qui fut exécutée l'œuvre, ou toute autre mention qui exigeait, pour être transcrite, l'emploi du caractère archaïque.

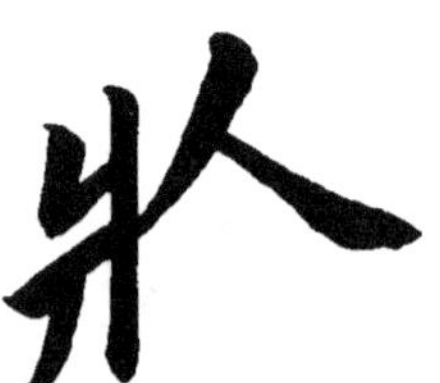

(Figure 3)

La figure 3 nous représente, en écriture *tchouán*, la forme ancienne de la clé 104, telle qu'elle est écrite dans la plus récente forme. On y voit, à la partie supérieure, une façon de grand accent circonflexe dont l'une des branches dépasse l'autre, sur la droite. En dessous, à gauche, un élément composé d'un trait vertical et de deux traits coudés, opposés. L'accent circonflexe, c'est l'image de l'homme. Primitivement cette représentation de l'être humain était plus explicite. Elle se complétait par le dessin des deux bras et de la tête : on n'a conservé que les deux jambes. Ce caractère, prononcé *jèn*, est d'un usage extrêmement fréquent dans la langue chinoise. On conçoit que, d'instinct, les Célestes, pour la facilité de son emploi incessant, l'aient réduit à ses éléments essentiels.

Quant au signe complémentaire, il représente la moitié d'un arbre. En considérant la figure 4, on

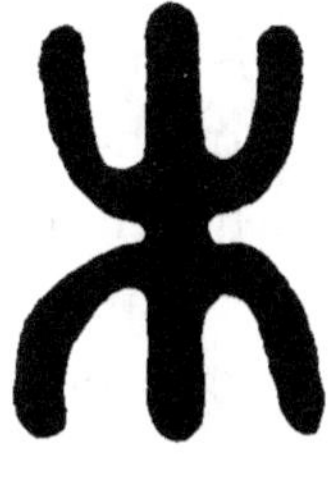

(Figure 4)

peut y voir, synthétisée, toute la structure d'un arbre Le trait vertical c'est le tronc, la fourche supérieure, ce sont les branches, l'arc inférieur, ce sont les racines. Sectionnant verticalement ce symbole elliptique, les Chinois ont obtenu, ainsi que nous le disions, l'image d'un demi-arbre, et par extension, l'idée d'une partie d'arbre, d'une planche, par exemple.

Qu'on ne s'étonne pas de tant de subtilités. L'originalité du génie chinois (et l'on estime que c'est aussi sa beauté lorsqu'on l'a pratiqué quelque peu) c'est précisément ce que nous autres, occidentaux, pourrions y trouver de trop « tiré par les cheveux », de trop « fil coupé en quatre ». Tout naturellement, le lettré chinois qui jadis fixa sous son pinceau l'idée d'une couche, d'un lit, du lieu où l'on s'étend pour prendre son repos, adopta pour exprimer son idée, le signe graphique du demi-arbre, de la planche. Un lit est fait de bois, de planches débitées dans un arbre, n'est-il pas vrai ?

En conjugaison, que donnaient les éléments *homme* et *planche*? Sans aucun doute, — pour un Chinois s'entend, — un homme couché sur une planche, et, par amplification, étendu sur son lit. Donc *malade*. Et voici comment se composa, d'éléments rationnellement rapprochés, le signe spécifique de la maladie.

Ayant acquis sur ce point quelques lumières qui — nous en convenons — n'étaient point superflues, nous voyons mieux comment l'antique signe *tchouán* a évolué et est devenu le caractère *ni* (figure 1) de l'écriture actuelle. Sous le pinceau preste et léger des réformateurs de l'écriture d'antan, l'accent circonflexe de l'homme s'est aplati. Il est devenu le trait horizontal supérieur ponctué de la virgule, Quant à la planche, elle s'est incurvée, en un geste d'élégance qui est conséquent même de l'usage du pinceau, et la branche et la racine se sont simplifiées jusqu'à n'être plus que deux petits points.

Ainsi se trouve expliqué, dans son ensemble, le signe *ni*, y compris la virgule qui le somme.

C'est sous ce radical *ni* que, presque absolument, sont rangés tous les signes complémentaires dont la conjugaison avec le radical *maladie* suffit à préciser toutes les affections possibles. On retrouve ici cette loi si ingénieuse et si simple dont nous parlions naguère en établissant que pour tous les types de la race bovine, l'écriture chinoise prévoyait générale- ment un jeu de caractères où intervenait un signe commun, spécifique de l'espèce.

Le spécifique de l'espèce ici, c'est *ni* (figure 1), de telle sorte que, consultant un texte chinois, tout profane, à la rencontre d'un signe où figure ce radical peut être assuré qu'il s'agit là d'une maladie. Il ne lui reste plus, s'il a la curiosité de connaître la maladie dont il est parlé, qu'à ouvrir un dictionnaire chinois rangé par clés et à y chercher la clé 104. Là, à la file, il consultera toutes les combinaisons et en peu d'instants, il sera renseigné.

Mais s'il apprend la nature de l'affection que désigne le caractère, il ne peut pénétrer les motifs qui ont déterminé le lexicographe chinois à choisir, précisément pour qualifier *cette* maladie, le signe complémentaire placé sous les deux traits du caractère-type.

Le but de notre étude est de disséquer, pour un certain nombre de maladies principales, ces adjuvants graphiques qui donnent leur sens particulier aux signes qualifiant les affections du corps humain.

Notre intention est aussi de montrer, en une suite d'explications qui n'exigeront jamais un effort de raisonnement plus compliqué que celui qu'on fit en lisant ces premières pages, de montrer, disons-nous, que pour la détermination de ces signes, le Chinois fut fidèle à son parti de ne point adopter, à l'aventure, des éléments graphiques. Tout au contraire, il s'exerça maintes fois à raconter en deux traits de pinceau toute la maladie qu'il voulait dénommer. Nous verrons comment, dans d'autres circonstances, il renonça à cet art charmant du rébus parlant, et comment, pour des raisons diverses, il fut réduit à ne désigner certaines maladies que par des éléments uniquement phonétiques et sans signification précise.

C'est la première série qui, seule, nous occupera. Elle peut amplement suffire à la curiosité des lecteurs occidentaux. Nous ne manquerons cependant pas de résumer, en cours de route, les principaux caractères relatifs à des maladies qui ne sont pas « décrites » par l'élément souscrit au radical *nî* et qui ne sont nés, dans l'usage, que comme des « conséquences phonétiques ».

Ajoutons que pour l'examen successif des éléments souscrits au radical *nî*, nous n'avons pas cru devoir suivre, pour le début tout au moins, l'ordre rigoureux des dictionnaires. Il nous a semblé préférable d'introduire le lecteur à la connaissance élémentaire du graphisme chinois, par un choix de démonstrations quelque peu arbitraire, mais qui a l'avantage d'être plus séduisant, parce que plus facilement compréhensible de prime abord. C'est ainsi que nous envisagerons quelques maladies dont le « caractère écrit » impose son sens immédiatement à l'esprit, par l'originalité toute particulière de sa composition. Lorsque l'on aura ainsi pris contact avec le génie descriptif des Chinois par des témoignages d'une simplicité et d'une clarté évidentes, on pourra plus aisément comprendre des caractères un peu plus compliqués.

CHAN : Hernie.

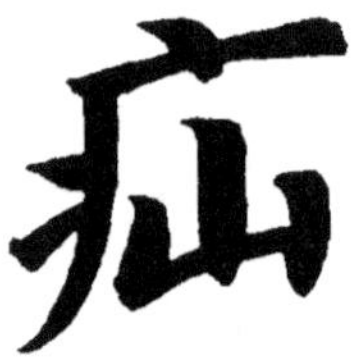

(Figure 5)

Le caractère *chán* (figure 5) désigne, d'un point
de vue général, la *hernie*. Il peut s'appliquer, seul,
ou accompagné d'autres caractères explicatifs, aux
cas de hernies les plus variées, ainsi que, dans certaines circonstances, aux douleurs dans l'estomac,
aux ruptures d'intestin, aux altérations ou modifications du pouls, â la tuméfaction des tes-
ticules, etc.

Il est, on le voit, composé du radical *ni* — qui,
désormais, interviendra dans tous les caractères
relatifs aux maladies que nous allons énumérer
tour à tour — et d'un élément constitué d'un trait
vertical dressé au milieu d'une ligne brisée dont les
deux extrémités sont disposées, elles aussi, verticalement.

Cet élément, dans la série des 214 clés de l'écriture
chinoise, porte le numéro 46 (voir plus haut).
Il se prononce *chān* et signifie montagne. On
observera que cette expression *chan* est commune

à la désignation d'une montagne ou d'une hernie (1). Il y a là un fait qui pourrait étonner, si l'on ne savait pas qu'en chinois, le nombre des mots (langage parlé monosyllabique) est extrêmement réduit, alors que le nombre des signes est considérable. Il faut donc que le même mot serve à désigner plusieurs signes. Source de confusion très grande pour le jeune sinologue jusqu'au moment où, ayant acquis une connaissance plus profonde de la langue, il reconnaît le sens d'un mot par l'accent qu'il porte autant que par la position qu'il occupe dans la phrase. C'est ainsi que, pour le cas présent, l'accent, d'une part et le sens général de la phrase, peuvent seuls permettre de distinguer, lorsqu'un Chinois emploie le mot *chan*, s'il s'agit d'une montagne... ou d'une hernie.

La difficulté de cette différenciation n'existe plus lorsque l'on passe de la langue parlée à la langue écrite. A ce moment, l'aspect du signe écarte le doute et précise la pensée. Si l'on voulait parler de montagne, on dessine uniquement la ligne trois fois recourbée et sa verticale médiane. Si l'on voulait spécifier la maladie, l'affection herniaire, on ajoute le radical *ni*.

Qu'est donc ce caractère *chān*, montagne, et qui signifie en outre : colline, hauteurs, régions élevées,

____

(1) Chan : montagne, s'orthographie *Chān*.

chaîne de montagnes, inculte, sauvage, animal non apprivoisé, voix forte, etc. Quelle raison a justifié sa forme? (figure 6)

Nous avons dit que, primitivement, les Chinois, pour désigner les choses, n'avaient rien trouvé de mieux que de les dessiner, en un schéma très sim-

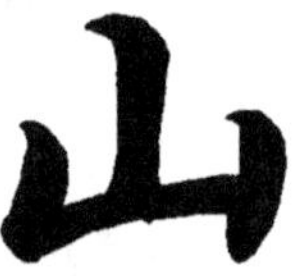

(Figure 6)

plifié. Le mot *montagne* est précisément l'un de ces mots-images. A l'origine, toute hauteur était figurée par un jeu de trois lignes ondulées, indiquant trois pointes, trois sommets. Plus tard, lorsque l'on simplifia l'écriture, lorsqu'on lui donna cet aspect définitivement stylisé qu'elle a conservé et conservera toujours, on réduisit les éléments descriptifs de la *montagne* à ces *trois* traits verticaux reliés à leur pied par un trait horizontal, qui, somme toute, indique le niveau de la plaine.

Ceci acquis, pourquoi l'adoption de cet élément *chan* dans le caractère spécifique de la hernie? L'explication va de soi. La hernie n'est-elle point un gonflement sur le corps humain comme la montagne en est un autre sur la surface du globe? Dans

tout le cours de cet ouvrage, il sera nécessaire de se
familiariser avec ce tour d'esprit chinois. Il peut
nous sembler quelque peu puéril, de prime abord.
Il ne l'est pas. On ne saurait assez dire combien, à la
longue, ce système de représentation graphique des
idées, se montre riche et savant, magnifiquement
descriptif et tel enfin qu'on imagine assez volontiers,
dans les temps anciens, des collèges de lettrés assem-
blés pour la confection de l'écriture chinoise et
méditant sur le choix d'un signe — qui devra être
légué à la postérité — avec autant d'anxiété que
s'il était question, pour des prêtres, de déterminer,
dans des formes immuables et vraies, les paroles
révélées par la Divinité.

Quelles facilités étonnantes, la hernie sitôt assi-
milée à une montagne, pour qualifier d'autres maladies où intervient un gonflement ! Voici l'hydrocèle.
Il est plusieurs façons de la désigner. Mais la plus
simple est d'adjoindre au caractère *chán* (figure 5)
le caractère qui signifie eau. C'est bien là en effet la
distension de la tunique vaginale qui entoure le testi-
cule provoquée par un amas d'eau. Pour désigner une
autre affection qui a le même siège et en laquelle les
Chinois imaginent que l'enflure est provoquée par une
certaine quantité d'air emmagasiné, ils rapprochent du
caractère de la *hernie* celui qui signifie l'air, la vapeur.
Et la maladie est, pour eux, clairement qualifiée.

Veulent-ils décrire l'angine de poitrine? Ils ont,

de tout temps, observé que l'angine de poitrine, est en réalité une maladie de cœur. A tort ou à raison, pour « écrire » cette maladie, ils emploient en second le caractère *chán*, hernie, vraisemblablement parce qu'ils partent du principe que le cœur, dans cette affection, est dilaté ; et, en premier, ils utilisent le caractère qui représente le cœur, afin de compléter leur pensée. La mariage des deux caractères donnerait comme traduction littérale : hernie du cœur.

Désirent-ils exprimer un fort battement de pouls? Ils ont plusieurs manières. L'une, brève, revient à employer le caractère *chán*, hernie. Ainsi se trouve traduite l'idée de la saillie excessive de l'artère sous le doigt qui l'interroge.

Il peut se rencontrer, — encore que d'autres caractères répondent aux mêmes idées avec plus de précision, — que des affections telles que le gonflement du ventre, l'hydropisie, et généralement toute enflure soient représentées par le caractère *chán* correspondant, dans son sens propre, à la hernie. Ce caractère est toutefois, et le plus souvent remplacé par un autre, sur lequel nous aurons l'occasion de revenir et où l'on voit inscrit, sous le radical *nĭ* (des maladies) un élément (figure 7) qui prononcé *tch'áng* signifie long, et accentué *tchàng*, a le sens de pousser, croître. Ce signe est la clé nº 168.

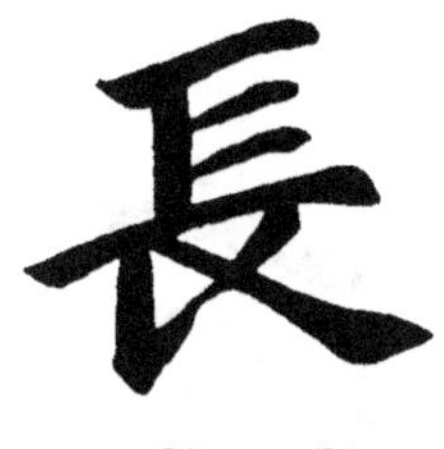

(Figure 7)

A peine est-il besoin d'expliquer l'emploi de ce caractère *tchang* pour la désignation d'un mal dont la conséquence visible est un grossissement, une enflure, une excroissance. Ce caractère médical est exprimé par la figure 8 (fig. 7 combinée avec la clé 104).

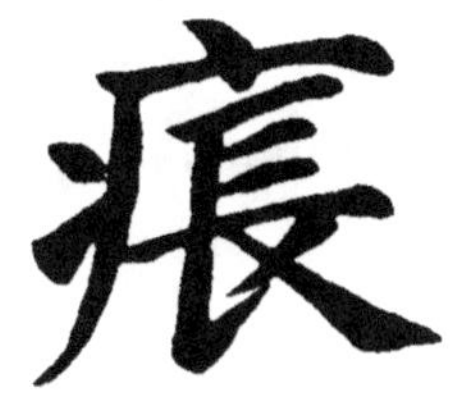

(Figure 8)

La flatulence se traduit d'une façon fort simple. Au caractère fig. 8, on ajoute un caractère dont nous avons déjà parlé, celui du vent, de l'air. D'où flatulence gonflement provoqué par une accumulation de **gaz** dans une cavité naturelle.

TING : Clou, furoncle, abcès, etc.

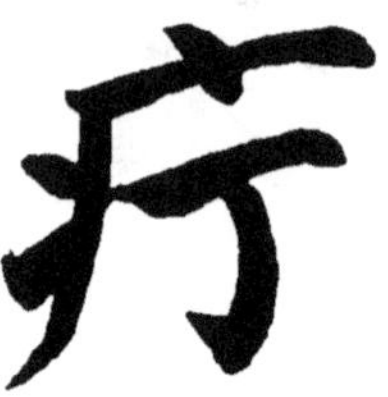

(Figure 9)

Les affections de la nature des clous, furoncles, abcès, pustules, etc., sont, en chinois, graphiquement traduites par le signe *ting*, composé de l'élément-radical *ni* (clé des maladies) et d'un second élément fort simple, puisqu'il est réduit à une ligne horizontale appuyée sur une ligne verticale. Ce second élément, pris individuellement, se prononce, lui aussi, *ting* (figure 9).

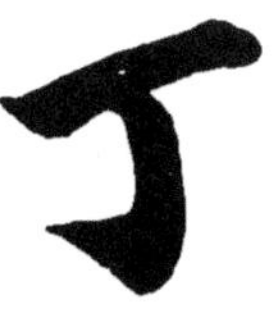

(Figure 10)

Les étymologistes se partagent sur deux explications de ce signe, primitivement écrit selon le graphique donné en la figure 11. Certains présument

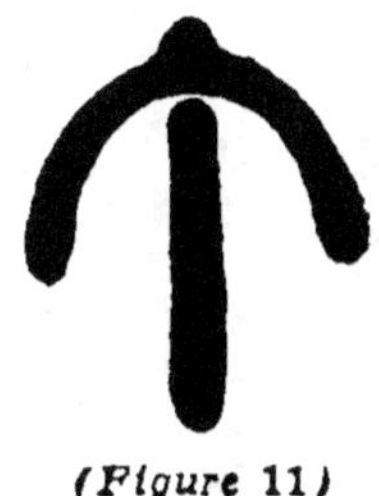

(Figure 11)

que, dans cette figure 11, l'arc supérieur piqué d'un point au sommet est, lui-même, une modalité du signe 12, lequel signifie homme, la verticale située

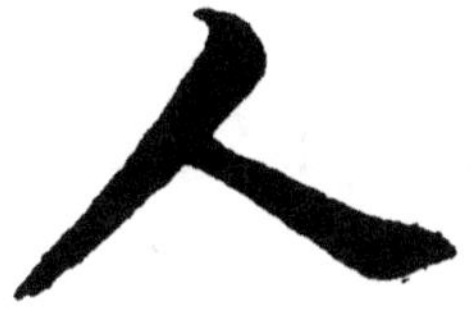

(Figure 12)

sous cet arc représentant l'idée de : inférieur, au-dessus. Par amplification, on a voulu voir là une désignation simplifiée du cœur. Nous ne signalons cette version que parce qu'elle a été proposée avant nous. A notre point de vue, elle rentre dans la catégorie de ces hypothèses contre lesquelles ne sauraient trop se prémunir les sinologues soucieux d'exactitude. Nous nous rallions bien plutôt à une autre conception du signe *ting*, selon laquelle il ne faudrait

y voir que l'image d'un dard d'abeille, et, par extension, d'une piqûre, et aussi de l'enflure, de l'irritation, du mal produit par cette piqûre.

Ces assimilations se retrouvent fréquemment dans
les langues européennes. C'est ainsi qu'en anglais,
et sur l'objet même qui nous préoccupe ici, le mot
sting signifie à la fois l'aiguillon d'une abeille et la
piqûre faite par cet aiguillon.

En réalité, dans l'esprit des Chinois, *ting* (figure
10) signifie donc bien un aiguillon, au moins pour
le sens primitif du caractère. Dans la suite, il s'est
ajouté le sens, désormais usuel, de *clou* : tête et
pointe, qu'il représente en effet très exactement. Et
il s'est trouvé que l'étymologie primitive s'est rencontrée avec le sens particulier qui fut donné au mot
ting lorsqu'il fut incorporé au signe *nl*, spécifique des
maladies. Il devint alors un clou-furoncle, un clou-
abcès, un clou-pustule, par un artifice de langage absolument identique à celui qui conduisit les Occidentaux
à rapprocher l'idée d'un clou-métal à l'idée d'un clou-
maladie. Si les ulcères vénériens, bubons, éruptions
d'origine syphilitique, furoncles, pustules, ont, en écriture chinoise, des caractères particuliers pour les
désigner plus explicitement, le caractère général *ting*
(figure 9) les résume tous.

L'élément *ting*, clou-métal (figure 10) se compose
avec un second élément qui, par lui-même, signifie
métal, lorsqu'il convient d'indiquer un clou, une

pointe à clouer. En composition avec un signe qui synthétise *la tête* du corps humain, il prend le sens de vertex, sommet du crâne. Adjoint au signe de l'*oreille*, il signifie cerumen, qui, en effet, bouche l'organe à la façon d'un clou, si on le laisse s'accumuler et se durcir.

Il est assez curieux de remarquer que le signe *tīng* (fig. 10) a été choisi comme quatrième parmi les dix lettres du cycle chinois. Cette lettre correspond au *feu*.

Tīng désigne également le croisement de deux routes, le têtard, etc. Ajoutons que tout jeune homme qui, de 16 à 18 ans, prend, — si l'on peut dire, — conscience de sa virilité, peut être qualifié *tīng* alors que la jeune fille devenue nubile, est considérée comme *k'eóu*, c'est-à-dire *bouche*.

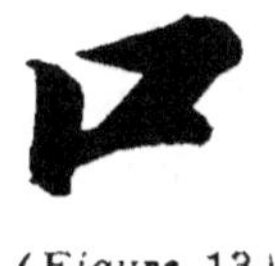

(*Figure* 13)

Et puisque nous sommes appelés à mentionner ce signe *k'eóu*, bouche (figure 13), retenons au passage que les boutons d'aphte, fièvre aphteuse, situés autour ou dans la bouche du malade, sont tout logiquement exprimés par le rapprochement du signe *k'eou* et du signe *ting* : boutons de bouche.

Pour compléter cette notice sur le caractère *ting*, relatons que, parfois, souscrit au caractère des maladies, il prend le sens de : maigre, maigreur. Il n'est pas trop audacieux d'admettre que, dans la pensée des Célestes, un rapprochement se soit établi comme dans la nôtre, entre le fait d'être maigre et la forme amincie d'un clou. Mais alors que, chez nous, l'image n'a pu s'établir que par une comparaison (on dit maigre comme un clou), chez les Chinois, elle s'est trouvée synthétisée par un seul caractère, celui de la figure 7.

Nous aurons prochainement à parler du caractère du feu. Dès maintenant, notons qu'un ulcère cuisant, qu'un bouton irrité, sensible, se représentent par le caractère du feu précédant le caractère *ting* (figure 9).

Parmi les raisons qui provoquent la formation des clous et furoncles chez les jaunes, en existe une qui, et pour cause, est ignorée en Europe. On trouve en Chine, et surtout dans la province de Canton, un fruit nommé *li tché*. Il est de la grosseur d'une noix et sa chair molle, pleine de suc, est exquise. Mais quand on en mange beaucoup, on en est ordinairement incommodé. Ce fruit est en effet si échauffant qu'il fait sortir des furoncles par tout le corps.

Pour en conclure avec ces sortes d'affections

disons que les Chinois considèrent que les ulcères,
furoncles et abcès se développent en cas de faiblesse
de ce qu'ils appellent le « principe vital passif ». Le
médicament le plus usuel est composé d'huile de
sesame où sont pulvérisés cinq crapauds desséchés,
un peu de litharge et une poignée de cendre de cheveux. L'accélération de la maturation des furoncles
est obtenue souvent par des emplâtres où entrent
des cantharides. Sur le furoncle non mûr, on applique
une tranche d'ail, et l'on chauffe avec un métal rougi
au feu. Les ulcères sont aussi souvent traités à la
bave ou au foie de crapauds, à la myrrhe et à la cire
d'abeilles.

YIN : Muet.

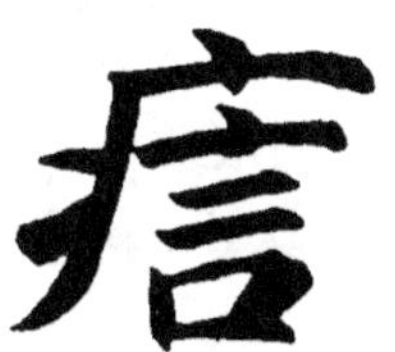

(Figure 14)

L'un des caractères figuratifs du mutisme, de
l'état de muet, se prononce *yin* ou *yèn* et s'écrit, ainsi
qu'on en juge ci-dessus, par la composition du radical
ni et d'un second élément où figure un carré sommé
de quatre petits traits.

Si nous étudions maintenant ce caractère, c'est qu'il y a quelques lignes, nous venons de rencontrer le signe *k'eòu*, bouche (figure 13). Ce signe intervient dans l'élément qui complète ici la clé des maladies. On le reconnaît en le carré placé à la partie inférieure du caractère. Sa formation est des plus claires.

Le caractère *k'eòu* prend place parmi les 214 clés-radicaux de l'écriture chinoise. Il y occupe le 30ᵉ rang, et l'on peut dire qu'il est un de ceux dont la composition avec d'autres éléments graphiques a le plus richement doté d'expressions aussi variées que subtiles le patrimoine scriptural des Célestes. Dans sa forme antique, il avait l'aspect qu'on lui voit en la figure 15. On lui en connaît d'autres que nous avons reproduits en les schémas 16, 17, 18 et 19. Ces diverses modulations sont liées à l'évolution des moyens matériels de l'écriture, en Chine. C'est ainsi que, tout particulièrement, les figures 19 et 20 pourraient correspondre à une époque où l'on passa de l'usage du burin à celui du pinceau.

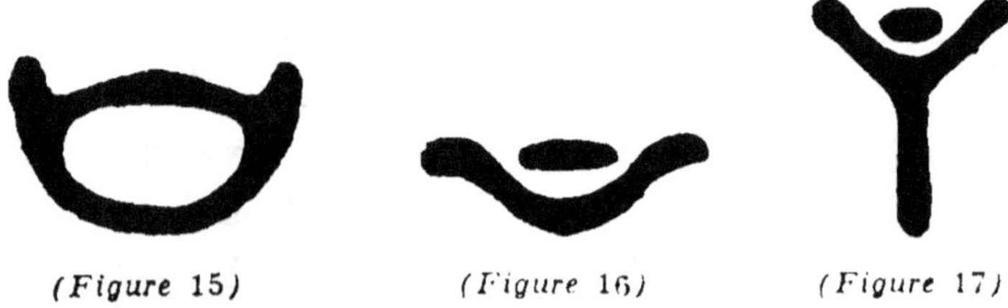

(Figure 15)   (Figure 16)   (Figure 17)

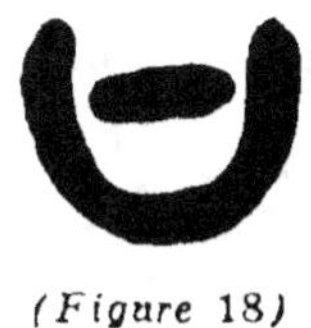
(Figure 18)

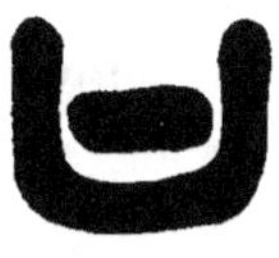
(Figure 19)

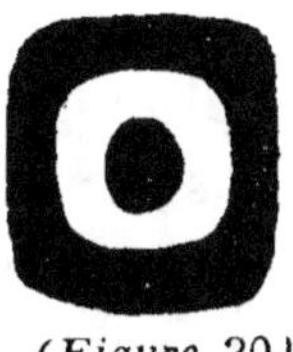
(Figure 20)

Pour l'intelligence de quelques caractères qui, comparés sous leurs formes anciennes et modernes, pourraient, au cours de cet ouvrage, revenir sous notre plume, il n'est pas inutile de dire quelques mots de ces procédés différents selon les âges. C'est ainsi que les Chinois, dès la plus lointaine antiquité, gravaient leurs caractères soit sur des planchettes de bambou, soit sur des feuilles d'arbres. Ces matériaux primitifs tenaient alors lieu de papier courant. Plus tard, on employa une sorte de calame, ayant la forme d'un couteau, pour écrire sur des tablettes de bois. Il existe un ancien caractère par lequel on désignait les *livres*, et qui comprend trois éléments : le couteau, le bambou et le symbole d'union.

Confucius se servait déjà du pinceau « fait de poil d'antilope ». On utilisait aussi le pinceau de poil de lapin. L'invention du papier, celle de l'encre eurent pareillement une influence immense sur ces révolutions des procédés techniques, mais de tout temps la calligraphie fut très honorée ; à l'égal d'une belle peinture, un beau caractère était et reste une œuvre d'art.

L'usage du calame antique permettait la configuration des caractères selon des lignes arrondies.
Dans l'ancienne écriture, ces souplesses étaient cons-
tantes. Mais lorsqu'apparut le pinceau, on s'aperçut
que la ligne courbe était malaisée à tracer. L'esthé-
tique réclamait des pleins et des déliés, que le pinceau
autorisait sous condition que le caractère, dans la
plus large mesure possible, fut tracé par des éléments
rectilignes, sauf diverses exceptions justifiées même
par le maniement de l'auxiliaire nouveau. Il en
résulta que l'écriture chinoise se modifia et devint
ce qu'elle est encore aujourd'hui. Les réformateurs
profitèrent de l'occasion pour synthétiser, sous les
formes alors adoptées, d'anciennes formes trop com-
pliquées. Le travail de l'étymologiste s'en trouve
aujourd'hui singulièrement malaisé. Soit que les
scribes aient fait des fautes de transposition, soit
qu'ils aient ramené les graphiques d'antan à des
éléments trop sommaires, il n'est pas rare, on pourrait
dire plus exactement qu'il est fréquent, de se trouver
arrêté par l'obscure physionomie d'un caractère dont
les éléments jadis étaient parlants et disaient avec
autant d'éloquence que d'esprit, les intentions premières des inventeurs du signe initial. Nous aurons
l'occasion de « buter » sur des signes ainsi dénaturés
et c'est en prévision de ces accidents que nous avons
cru ouvrir cette courte parenthèse.

*_**

Elle nous reconduit, d'ailleurs, vers l'objet que nous nous proposions tantôt ; l'étude du caractère *k'eóu*, bouche. A consulter ses formations successives, de la figure 15 à la figure 19, on vérifie sans peine qu'il était absolument idéographique. C'est qu'il exprimait l'idée par son dessin même. C'est bien là, en effet, la bouche avec la lèvre inférieure et la lèvre supérieure. Dans les figures 18 et 19 tout particulièrement, on voit préciser l'idée d'un maxillaire inférieur mobile, alors que la fixité du maxillaire supérieur est indiquée par un ferme trait horizontal.

Lorsque l'on passa des burins et calames au pinceau proprement dit, le signe *k'eóu* se forma en carré. (Ainsi en fut-il pour le soleil, *jé*, (fig. 20) qui était un rond avec un point central, et qui devint un carré où était inscrite une petite barre horizontale). Sous cette apparence, le caractère *k'eôu*, a conservé son sens primitif de bouche, et il est très souvent, comme nous l'avons dit, adjoint à d'autres éléments, à titre phonétique, ou à titre directement évocateur, par exemple, de faits apparentés avec l'acte de manger ou celui de parler. Mais il a, par lui-même, bien d'autres sens. Parmi les plus fréquents, nous retiendrons l'idée d'une entrée, de rue, de montagne (défilé, gorge, porte frontière), de port, l'idée d'une ouverture, d'un lieu étroit par où l'on passe, l'idée de la prononciation, etc.

Voyons maintenant comment il se comporte dans l'élément *yên* (figure 21), souscrit au radical des maladies, dans le caractère *în* (figure 14) qui signifie *muet*.

Qu'est ce caractère *yên* ?

Nous y voyons le carré de *keòu*(1), bouche, surmonté de quatre petits traits horizontaux, dont le dernier, par élégance de tour de main, est parfois incurvé en virgule. Que représentent ces quatre petits traits ?

Rien moins que les paroles, les mots, qui un à un, s'en vont de la bouche ; gracieuse façon s'il en fut, d'exprimer « la suite du langage ». Ainsi composé, le caractère *yên* (fig. 21) s'incorpore, dans la langue chinoise à 307 caractères dont, dans la plupart des cas, les sens se rattachent de près ou de loin aux choses de

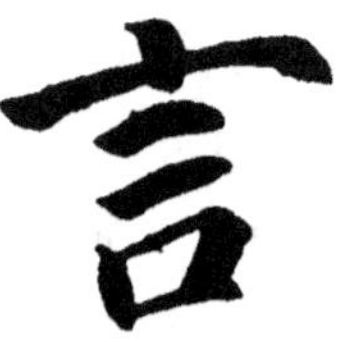

(Figure 21)

la parole. *Yên* est également une clé, au rang 149. Son sens propre est « mot, dire, parole ». Il affecte aussi fréquemment ceux de langage, parler, expression,

---

(1) Clé 30.

voire penser, sentence, ordre, converser, interroger, ordonner, envoyer.

La forme antique est représentée par la figure 22. Il est très intéressant pour nous de nous attarder un instant sur l'analyse de ce véritable dessin. Un de ses

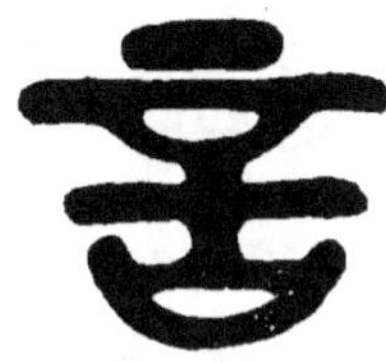

(Figure 22)

éléments nous servira dans la suite. On distingue, à la partie inférieure, la bouche : ligne concave et horizontale. Au-dessus, est, fort compliquée, la représentation de nos quatre petites lignes figuratives des mots émis par la bouche.

Dans l'écriture moderne, ces quatre petites lignes se sont parfois formées suivant une autre disposition tracée en la figure 23. Ceci est devenu la clé 117, qui

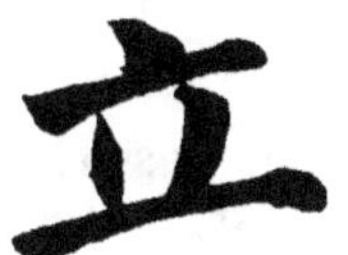

(Figure 23)

veut dire avec, — on s'en rend compte, — des sens

très distincts de la signification originelle : se tenir debout, dresser, établir, aussitôt.

Si nous sommes allés poursuivre cette formation dans le... maquis chinois, c'est que nous en avons, en ce moment même, besoin. Le terme, *muet*, s'écrit en effet, d'une façon très usuelle, tel qu'il est dessiné en la figure 24. Et nous devons demander encore un peu de bonne volonté au lecteur pour lui analyser cette formation nouvelle.

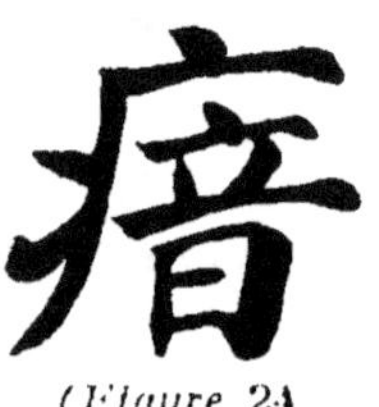

(Figure 24)

Ici, dans l'élément souscrit au radical *ni* des maladies, nous voyons, en bas, un carré traversé d'une horizontale, et en haut, l'élément de la figure 23. Le carré n'est point le soleil comme on pourrait le croire. C'est la simplification d'un caractère représenté en 25, et qui signifie « conserver dans la bouche ». Ceci acquis, tout s'explique. L'ensemble a pour sens : ne pas faire sortir les paroles. Le tout étant placé sous le caractère des maladies, il s'agit d'un mal qui retarde ou empêche « l'émission des paroles ». Et voilà pourquoi votre fille est muette, eut dit Molière, s'il eut connu le chinois. La même explication correspond

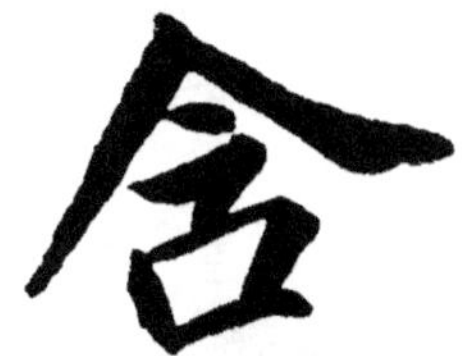

(Figure 25)

au caractère *In*, de la figure 14. Ici, c'est la bouche qui ne peut pas faire sortir, une à une, les paroles. D'où, mutisme.

Nous voulons espérer que l'originalité de ces solutions nous fera pardonner ce qu'elles peuvent avoir en elles-mêmes, d'un peu aride et subtil. Il ne faut jamais s'attendre, avec les Chinois, qu'à des détours tortueux et souvent difficiles à suivre. Mais c'est bien aussi ce qui fait leur charme.

Puisque nous en sommes sur le chapitre de la *bouche*, — et encore que nous aurons assurément à y revenir quelquefois, — donnons place ici à un terme où l'élément *k'eòu* est, à lui seul, presque suffisant pour exprimer l'idée que l'on voulut traduire.

TCHE : Blessure faite
avec un instrument contondant.

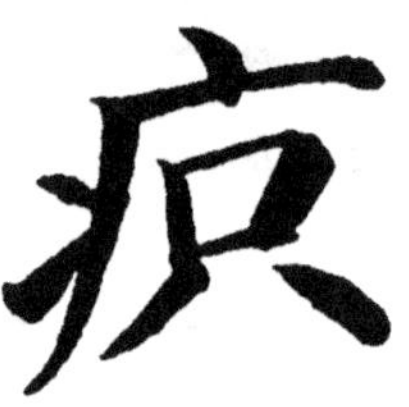

(Figure 26

Il n'est point nécessaire de disséquer longuement
ce caractère. On y voit sous le radical des maladies, le
carré de *k'eòu*, qui, ici prend le sens d'entrée, d'ouverture, d'orifice. Et en dessous, ces deux virgules écartées, ce sont — à moins que ce ne soit là une hypothèse trop audacieuse — les bords d'une plaie, larges
à l'orifice, alors qu'en profondeur la perforation des
chairs va en s'amincissant. C'est un semblant d'explication. Elle paraît décisive. Il est possible qu'elle soit
exacte. Mais ayons, s'il vous plaît, la probité de ne la
donner que sous toute réserve. Elle fournit, en
fait, une image parfaite. Mais n'est-elle pas trop
ingénieuse ? Déjà nous avons prévenu le lecteur
contre l'agrément que l'on pourrait trouver à
des analyses qui semblent évidentes et qui ne
sont tout juste que d'heureuses rencontres. En voici
bien un exemple. L'élément souscrit ici au radical des

maladies se compose bien d'une bouche et de deux traits virgulés. Mais si l'on y fait quelque peu attention, on se souvient que cet ensemble, prononcé, lui aussi, *tché*, signifie : *seulement* et qu'il a lui aussi son étymologie. Les Chinois l'expliquent, d'une façon quelque peu alambiquée. Ils disent : *seulement* représente, par soi-même, une restriction. « Je vous donnerai deux fruits, seulement ». — « Seulement, si vous ne venez pas, je serai attristé ». Selon eux, le fait d'exprimer ce *seulement* entraîne graphiquement l'idée d'un arrêt de la phrase, d'une légère pause, d'un petit temps d'arrêt. Ils imaginent qu'après avoir prononcé ce mot, celui qui parle doit s'arrêter un peu, fermer la bouche, et respirer un peu. Dans la réalité des faits, est-il besoin de dire qu'il n'en est rien? Et que ce sont là fantaisies de grammairien trop savant, interprétations, qui ont cours d'ailleurs, mais qui, probablement, valent plus par le long passé de tradition qui les accompagne que par leur exacte appropriation à la nature du mot dont il s'agit. Force nous est pourtant bien de tenir compte de cette version et d'essayer d'en dégager, pour le mot : *Plaie faite* avec un instrument contondant, une vérité qui nous satisfasse. Cette vérité ne semble pas absolument insaisissable. La voici. Elle a le mérite de concilier le sens primitif du mot *tchè* (seulement) et le sens... descriptif du mot *tché* (blessure).

Lorsque les Chinois ont eu besoin de composer un

caractère pour représenter cette sorte de blessure, ils se sont fort à propos souvenus qu'ils avaient, dans leur bagage, un signe qui représentait à merveille l'apparence d'une plaie béante : précisément ce signe *tchè* (seulement), (1) fait d'une bouche et de deux virgules. Sans chercher davantage, ils ont incorporé ce graphique expressif sous le radical des maladies et ils ont, puisqu'ils étaient en veine d'emprunt, conservé le mot *tchè* pour désigner la blessure ainsi traduite sous leur pinceau. C'est donc à la fois, en ce cas, un emprunt phonétique et pittoresque, une trouvaille d'artiste renforcée d'une convention de grammairien.

Cet exemple est curieux et il se présente fort souvent, en écriture chinoise.

On observera que les Célestes ont créé là un signe bref, sommaire, parlant, pour qualifier, avec un minimum de moyens, un genre de blessure, celle qui résulte d'un coup porté « avec un instrument contondant ». Ils ont, pour d'autres blessures, d'autres signes. En expertises légales, la question de la nature des blessures, de leur provenance, prend, en Chine, plus encore que chez nous, une importance capitale. Le Si-yuen-lu, est une sorte de compendium de cette

______

(1) Autres sens : cependant, mais.

médecine légale si complexe et souvent si naïvement arbitraire. L'ouvrage date de 1248, et il est encore dans les mains de tous les magistrats instructeurs. On y trouve des instructions pour l'examen des blessures : « Une blessure, dit l'auteur, faite par un couteau pointu, est large à l'entrée, étroite au fond. Faite avec une épée, elle est étroite si l'arme n'a porté qu'en surface et large si le fer s'est enfoncé profondément. Lorsque la blessure provient d'un coup de lance en bambou ou d'un coup de bâton de coolie, la plaie est déchiquetée irrégulièrement». Song-Tseu, auteur du Si-yuen-lu, poursuit ainsi pendant plusieurs pages. Il a la générosité de proposer des remèdes, pour le cas où la blessure n'entraîne pas la mort.

Pour les lésions par armes à feu, il conseille d'appliquer un emplâtre qui a la propriété de faire sortir la balle. En cas d'insuccès, le mieux est de prendre de la couenne de cochon ou de la peau de courge, de l'imposer sur le mal et de frapper à grands coups. Cruelle opération peut-être. Mais qu'importe ? Si le blessé a une syncope, ne peut-on pas le « ramener » fort simplement en lui faisant boire de l'urine chaude? Il n'était que d'y songer.

Il y a encore ce que l'on appelle les blessures vraies et les blessures fausses, c'est-à-dire *ante mortem* et *post mortem*. Selon les Chinois, on les reconnaît facilement sur un cadavre. Après avoir délayé dans de l'eau bouillante de la poudre de hong-mou, — sorte de bois rouge assimilable à l'acajou — et de la fleur de laurier, on ajoute de l'alun au mélange et la pâte ainsi composée est versée sur la plaie. La blessure a été faite pendant la vie si la couleur rouge persiste. Si au contraire la pâte se décolore, la blessure fut postérieure au décès. La noix de galle bouillie dans du vinaigre sert aux mêmes fins. On utilise aussi une compresse de vinaigre pur. Si le linge change de couleur, la blessure est *ante mortem*; sinon elle fut consécutive à la mort.

*
* *

Il arrive quelquefois que, dans la formation des caractères désignatifs de ces divers remèdes, figurent des éléments qui sont des transcriptions pures et simples des produits utilisés par les pharmaciens chinois pour la confection de la drogue.

KIA : Croûte sur une plaie.

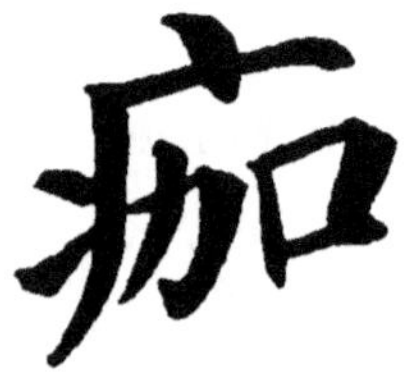

(Figure 27)

Pour transposer graphiquement l'idée d'une croûte sur une plaie, les Chinois ont plus d'un signe : l'un d'eux, *kiā* ou *kâ* est assez élémentaire pour être compris sans effort. On y voit sous la clé *ni* des maladies, à gauche la bouche, à droite un élément qui est la clé 19, se prononce *li*, et signifie force. Quelle version fournir ? Sans garantie absolue, on peut admettre que le scribe chargé de simplifier l'ancien signe ou de créer celui-ci, s'est fait la réflexion suivante : « Etant donnée une plaie, quelle fonction remplit la croûte qui se forme à sa surface ? Elle protège la chair béante, la fortifie, la met à l'abri des impuretés, des chocs directs, l'arme, en quelque sorte, pour sa défense contre les risques extérieurs ». D'où l'idée d'adjoindre au signe *bouche* le signe de la *force*, pour exprimer le renforcement, par la croûte séchée, des tissus et de l'épiderme lésés (?)

TCHEN : Fièvre chaude.

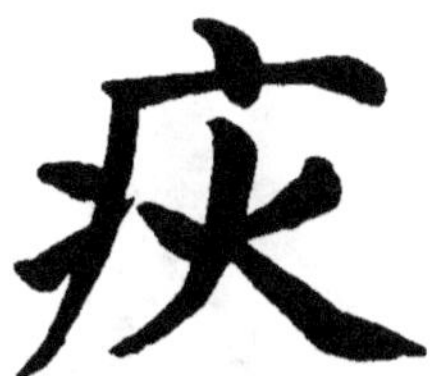

(*Figure 28*)

Nous avons dit déjà qu'un ulcère cuisant, qu'un bouton irrité, sensible, se représentent par le carac-

tère du feu précédant la caractère *ling* (figure 9).
Avant d'aborder d'autres éléments graphiques, nous
pouvons logiquement tirer texte de ce rappel pour
parler de quelques emplois du signe *houo, feu* (fig. 29).

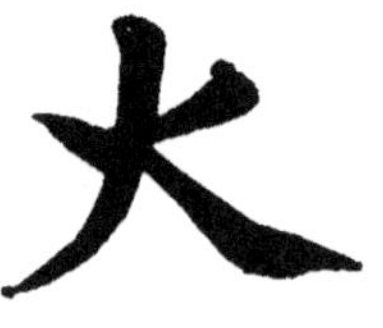

(Figure 29)

Il importe d'abord de se définir la raison d'être de
ce signe. Dans sa grande simplicité graphique, il est
d'une beauté descriptive singulière. Sous son aspect
actuel, on y peut voir la stylisation de quatre flammes
ascendantes et convergeant vers le haut. Dans sa
forme archaïque, il était, on le voit, plus roide et plus
conventionnel (figure 30). La réforme apportée par

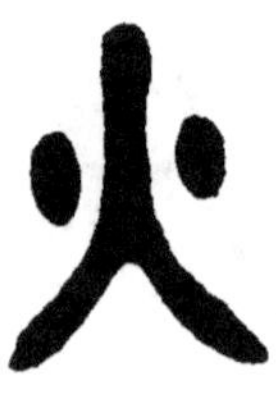

(Figure 30)

les lexicographes à ce signe primitif lui a ajouté de
l'élégance. Il n'en va pas toujours ainsi.

Tel qu'il est représenté par la figure 29, le caractère *houǒ*, *feu*, participe à un très grand nombre de caractères, dans l'écriture des Chinois. Parmi les clés, il occupe le 86e rang. Ses sens les plus généraux sont, feu, flamme, brûler, annihiler dans le feu ; les médecins le lisent : excitant des humeurs, provoquant des fièvres.

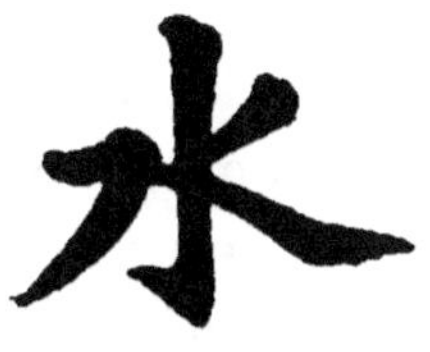

(Figure 31)

Nous aurons assurément à étudier le caractère chinois qui signifie *eau* (prononcer : *chouèi*). Dès maintenant nous le traçons en la figure 31. Il est en effet très probable qu'il a quelque relation rythmique avec le caractère du *feu* et que les Célestes ont estimé ingénieux le choix de caractères presque semblables pour désigner deux éléments ennemis. Dans sa structure primitive, le signe de l'eau représentait les rides produites à la surface d'un liquide par le vent ou par le courant (figure 32). Dans sa stylisation postérieure, ce signe est devenu ce qu'on le voit aujourd'hui sous tous les pinceaux chinois : une sorte de K flanqué, à gauche, d'un élément coudé.

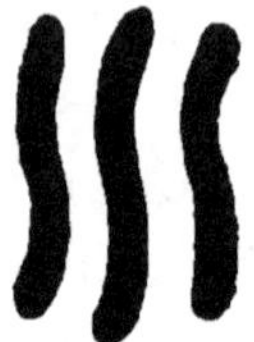

(Figure 32)

On ne peut qu'être frappé, disions-nous, de la parenté de ce signe avec celui du feu. Empressons-nous d'ajouter que l'intention d'un symbolisme figuratif reliant ces deux signes n'est exprimée avec certitude par aucun auteur chinois, au moins que nous sachions. Cette hypothèse, par contre, a été articulée par plusieurs auteurs occidentaux.

Pour en terminer avec ces diverses indications relatives au caractère *feu* ou dérivées de lui, relatons qu'en composition avec d'autres éléments, le signe *houŏ* se déforme jusqu'à n'être plus que quatre petits points juxtaposés horizontalement.

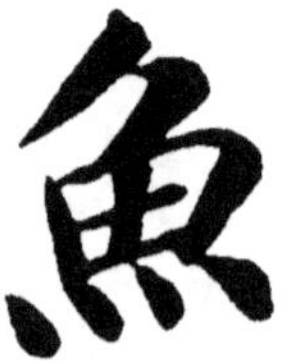

(Figure 33)

Ainsi dans le caractère *Yû* (figure 33) qui signifie

poisson,(1) on voit intervenir ces quatre points. La raison peut en paraître de prime abord assez obscure. Ici encore il faut faire crédit à l'imagination des Chinois. Elle ne connaît point de bornes. Ne se sont-ils pas avisés, en observant la queue des poissons d'y voir, par le contour extérieur, par l'encoche de la queue proprement dite, une image des quatre signes constitutifs du caractère feu (fig. 29) ? Ceci admis, sous le carré qui représente sommairement, — avec ses traits intérieurs recoupés — le dos d'un poisson garni d'écailles, ils ont disposé les quatre points du feu ramené à sa plus simple expression et ils ont obtenu, par ce moyen passablement subtil, un dessin descriptif de l'espèce *poisson*.

Nos lecteurs, par les divers exemples qu'il leur a été donné d'étudier depuis le début de cet ouvrage, sont sans doute assez familiarisés déjà avec le système chinois de composition d'éléments disparates en vue de créer un ensemble heureusement figuratif d'un objet, d'une pensée, d'un acte, ou d'un fait.

C'est ainsi que, sans commentaires spécieux, on peut les convier ici, désormais, à étudier tel caractère où l'élément *feu* est adjoint à un élément encore inconnu d'eux. Voyez, par exemple (figure 34) le caractère *jân*. Il signifiait jadis : mal de tête occasionné par la trop grande chaleur. Pourquoi ? Parce que l'élé-

---

(1) Clé 195.

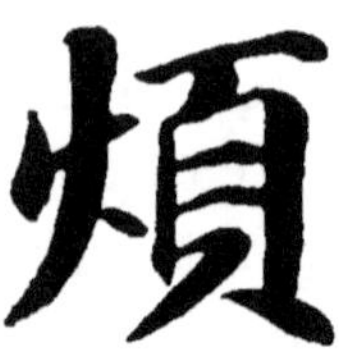

(Figure 34)

ment adjoint à la droite du radical *houô*, feu, signifie
tête, sommet de la tête, organe ou objet ayant quelque
relation avec la tête. Il se pourrait que nous eussions à
analyser ce signe, dans la suite. Acceptons-le quoi
qu'il en soit avec son sens, et sans nous soucier de son
étymologie. L'ancienne signification *mal de tête* est
devenue peu à peu, feu dans la tête, c'est-à-dire,
agacement, et par extension, *ennui, dégoût* (1).

Si maintenant nous en revenons au caractère de
la figure 28, *tchén*, dont le sens est, généralement
parlant, *fièvre chaude*, nous vérifions le procédé
élémentaire qu'utilisèrent les Chinois pour définir la
fièvre qui, parmi toutes, se manifeste par une haute
élévation de la température, et par une véhémente
agitation du malade. Au reste, ce caractère comporte
d'autres sens dont les plus fréquents sont, maladie
fébrile, pustules, éruptions, boutons, maladie cutanée,
maladie des lèvres, lèvres écorchées, espèce de petite
vérole, et, par amplification, dans le cours du langage,

---

(1) Autre sens : importuner, importunité.

toute maladie qui occasionne de la chaleur ou de la fièvre.

Il va de soi que, pour la désignation précise d'une sorte de fièvre, les Chinois ont inventé des caractères particuliers à chaque cas.

T'AN : Pituite.

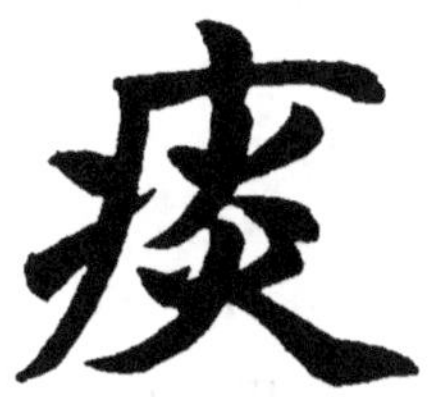

(Figure 35)

Alors que *crachat* s'écrit simplement *k'eôu chouèi* (figure 36), de deux termes déjà définis ici même

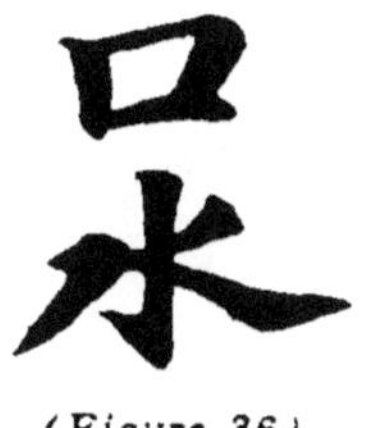

(Figure 36)

(figures 13 et 31), et avec le sens *eau de la bouche*, la

pituite, possède un signe spécial composé de deux fois le radical du feu, superposés, et inscrits dans le radical *nl* des maladies. La pituite possède, elle aussi, un caractère propre qui définit plus précisément ce vomissement glaireux survenant le matin, notamment chez les alcooliques.

Dans le cas présenté, le caractère *t'ân* exprime clairement l'impression de brûlure que peuvent produire au passage ces expectorations diverses, l'agacement, l'irritation de la gorge, la toux sèche, la piqûre intérieure résultant du besoin et souvent, de la difficulté, d'expulser la pituite. Le mot *t'ân*, par ailleurs, prend la signification de : sécrétion maladive de salive provenant de six causes, savoir : l'humidité, la chaleur, le vent, le froid, le trop manger, et les maladies de la respiration. Certaine herbe expectorante est appelée fleur de pituite. Le caractère *t'ân*, composé avec des caractères auxiliaires, participe encore à la désignation du râle de la mort, de la suffocation par excès de mucosités, dans certaines affections pulmonaires, et encore, de convulsions causées, chez les enfants, par des glaires ou par des vers.

LAO : Langueur, consomption et aussi : catarrhe, phtisie.

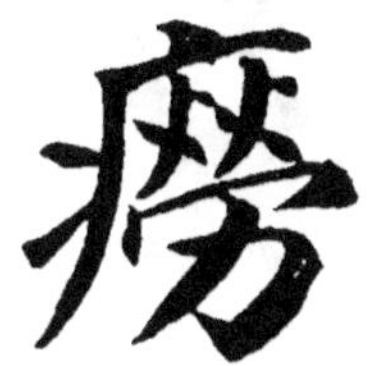

(Figure 37)

Le caractère *lâo* est, lui aussi, d'une originalité fort curieuse. Il signifie surtout maladie de consomption provenant du travail excessif et des trop grands soucis, marasme, fatigue accumulée, dépérissement provenant du chagrin, toutes causes produisant l'atrophie et la consomption, et aussi phtisie, douleur occasionnée par les poisons, voire même atrophie des viscères et drogues empoisonnées.

Il est composé du radical *nî*, des maladies, où s'ins-

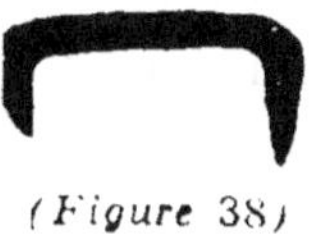

(Figure 38)

crivent trois éléments distincts : 1⁰ le *feu* deux fois ; 2⁰ l'élément *mi* (clé 14), cet élément exprimant (fig. 38) par sa forme même l'idée de couvrir, de mettre à l'abri, et, par amplification, d'être à l'abri, d'être

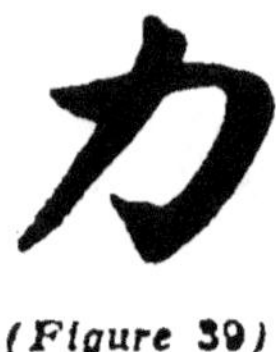

(Figure 39)

chez soi ; l'élément *li*   (clé 10), qui signifie *force* (fig, 39).

Dans l'ensemble, les scribes, pour exprimer l'idée de l'épuisement physique par excès de labeur, ont voulu représenter l'état d'un homme qui dépense son énergie en travaillant trop longtemps la nuit. En effet, la force placée sous le radical expressif de l'idée du chez soi, et rapprochée du *double feu* qui, en la circonstance, se traduit par *la lueur de deux lampes* nous permet de déchiffrer ce calembour, ou pour mieux dire, ce rébus. Avec un peu de bonne volonté, on peut se figurer le studieux trop zélé, ployé une partie de la nuit sur ses écrits savants, sur ses chiffres, sur ses livres et, oubliant les heures du repas, à la clarté de ses lampes, s'épuisant peu à peu, jusqu'à tomber malade.

Qu'on ne croit pas que cette explication soit arbitraire et nous appartienne. Les auteurs chinois n'en donnent point d'autres pour interpréter la formation du caractère *lâo*.

Les principaux poisons considérés en Chine comme mortels, — ou stupéfiants capables de déterminer l'état de *láo* — sont le *pi-chouang*, remède composé d'une forte dose d'arsenic et d'autres substances qui, mélangées avec lui, sont efficaces dans les affections ulcéreuses ; le *pa-tiou*, où entrent une sorte de légumineuse, de la rhubarbe, du croton-tiglium, le tout constituant un drastique énergique ; le *chou-mang* (illicum religiosum), stupéfiant des poissons, le *lang-tang* (?), le *kou-sin-jen*, amandes amères, le *pan-mao-kouang-tsing* (mylabris cichorii), le *Koum-woun*, sorte de champignon, le *hou-man-tsao* (convallaria), le *tou-an*, autrement dit herbe à poison, le *tsao-wou-t'eou*, aconit, le *che-wan* (?), le *king-ten-ping-pi en*, composé de camphre de Bornéo et d'une seconde matière indéterminée, le *lou* (?), le *kin* (l'or ?), le *chouei-sin*, l'eau d'argent, c'est-à-dire le mercure, le *soun-mei*, gaz de charbon.

A retenir, en outre, les cas d'empoisonnement par les insectes et les vers, — vers habitant les cocons de soie, voire les feuilles de thé, vers de basses-cours absorbés par les poulets qui, intoxiqués, peuvent empoisonner qui les mange. Enfin, fréquent, l'empoisonnement par l'opium.

KIAO : Colique avec tranchées.

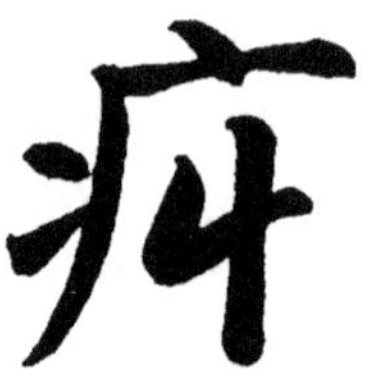

(Figure 40)

On ne saurait avoir le bonheur de rencontrer toujours des caractères aussi parlants que ceux dont nous avons parlé jusqu'alors. Déjà, nous avons dit que nombre de caractères chinois ne sont point descriptifs de l'objet ou de la pensée qu'ils représentent. Il est fréquent que le caractère ait été formé par la simple utilisation d'une phonétique.

En règle générale, il faut bien admettre pour l'écriture chinoise comme pour toutes les écritures, qu'elle fut de formation postérieure au choix des sons adoptés pour désigner un objet, une chose, une idée, un acte. Le langage est né avant l'écriture. Et si, en Chine, l'écriture est très souvent un langage imagé, il n'en faut pas conclure que le dessin et le mot furent inventés simultanément.

Pour prendre un exemple, considérons le caractère *kiáo* qui signifie colique avec tranchées. De tout temps, l'usage voulut que dans l'empire du Milieu cette sorte d'affection fut verbalement qualifiée *kiáo*. Le jour où quelqu'un éprouva le besoin de représenter cette maladie sur le papier, par un signe, il fit d'abord sonner le mot à son oreille. *Kiáo* lui remémora un autre *kiao* qui s'écrit sous la forme de cette croix augmentée, à gauche en haut, d'un petit élément vertical. Ce signe portait un sens qui lui était particulier et qui n'avait rien de commun avec le mal de ventre. Dans l'ancienne écriture, il se présentait sous la forme figurée en 41. Et prononcé *kiáo*, il signifiait : rameaux de cucurbitacés enlacés. Une stylisation audacieuse le modifia jusqu'à lui donner l'aspect

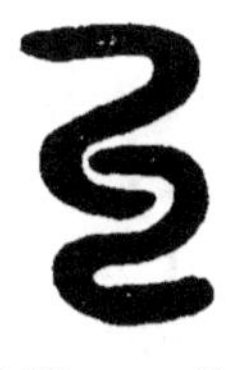

(Figure 41)

qu'on lui voit en la figure 40 où il fut incorporé, par unique raison d'assonance.

Inutile ici de chercher quelque mystérieuse analogie. *Kiáo* : mal de ventre, doit sa forme graphique à *kiáo* : rameau de cucurbitacé. Aucun lien de fait. Une seule raison de phonétique a dicté ce choix au scribe.

NAI : Epuisement, asthénie, fatigue.

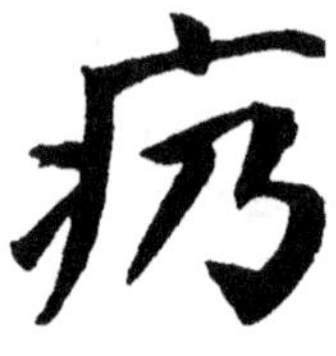

(Figure 42)

Le caractère *nāi* relatif à l'état d'épuisement, d'usure physique, de fatigue générale emprunte sa sonorité à l'élément *nāi* : un trait vertical accolé à droite d'un trait en coup de fouet. La version d'une formation phonétique est soutenable assurément plus que tout autre. Mais il est bon de faire place ici à une autre hypothèse qui n'est point invraisemblable. A considérer l'élément *nài* dans son sens primitif, on y retrouve l'idée de : difficulté qu'éprouve un gaz ou l'air à passer par un pertuis insuffisamment large. Air comprimé et pouvant malaisément sortir. Enfin, respiration pénible.

La structure même de cet élément fait image. On y voit le battement irrégulier de l'air contre la paroi qui l'obstrue. La cassure du signe placé à droite est en quelque sorte assimilable à un diagramme qui enregistrerait les soubresauts d'une respiration contrariée. Cette idée de l'obstacle contre lequel se brise un souffle, ou une parole, est fréquente dans l'écriture chinoise.

Qu'il suffise ici d'appliquer le sens fourni à la sagacité des étymologistes. La maladie que désigne le caractère *nāi* figuré en 42 a pour effet d'épuiser le patient. Il est accablé d'une fatigue constante. Comment admettre qu'il puisse, en ce fâcheux état, avoir la pleine et libre respiration d'un homme sain ? Son souffle court (nai), caractérise l'affection dont il est atteint.

KIEOU : Maladie non désignée.

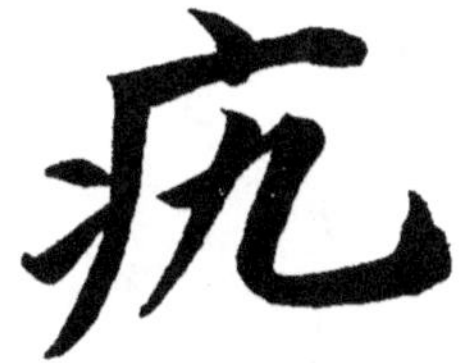

(Figure 43)

Encore qu'il nous ait été impossible de préciser avec exactitude le mal auquel correspond le présent signe, divers auteurs nous ont appris que, fort souvent ce caractère est employé pour le caractère *nāi* étudié au précédent paragraphe. Il y a donc tout lieu de croire qu'il désigne une affection similaire.

Le mot *Kieòu* est celui même qui est employé pour prononcer l'élément ici souscrit au radical *nl*. C'est le signe correspondant au chiffre *neuf*. Avec une audace que nous aurons peine à suivre, une interprétation en a été donnée. Étant admis qu'il est question d'une maladie des voies respiratoires, ou d'un état de fatigue tel que le sujet ne réussit qu'à peine à expirer son souffle, on a voulu voir dans la configuration de l'élément *kieôu* (neuf) l'aspect graphique de l'air qui se replie, avance et recule, pour parvenir à traverser la glotte. C'est là une de ces versions ingénieuses, qui satisfont davantage les yeux que l'esprit, et contre lesquelles nous avons déjà mis nos lecteurs en garde.

YEOU : **Tremblement sénile des vieillards. Accès de frisson fébrile. Oscillations rythmiques de la tête.**

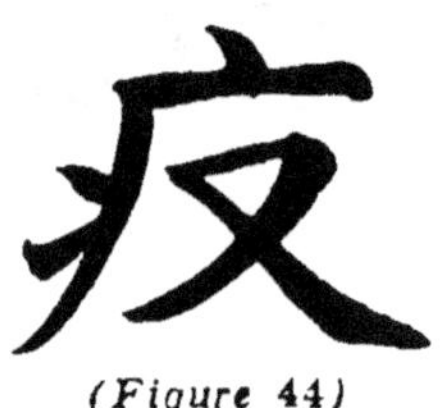

(Figure 44)

Devant ce caractère encore, notre plume hésite. Faut-il en croire les subtils commentateurs qui, apercevant sous le radical *ni*, l'élément *yeóu* qui représente une *main* (1), en ont conclu que les Chinois, généralisant ce tremblement qu'on voit aux mains des vieillards,

______

(1) Clé 29.

ont adopté le signe de la main pour le loger sous la clef des maladies, lorsqu'ils ont voulu choisir un signe convenable à traduire le tremblement des paralytiques et des fiévreux?

A notre sens, il faut se résigner à moins de séduisante fantaisie. L'élément de la main se prononce *yeôu*. Il n'a pas dû donner son accent à la maladie des trembleurs. C'est ici une formation phonétique. A peine pouvons-nous conserver de l'hypothèse dont nous nous refusons à faire état, la facilité mnémotechnique de n'oublier point la façon de « dessiner » cette maladie, en se souvenant que la main y tient une place essentielle.

HIA : Diarrhée

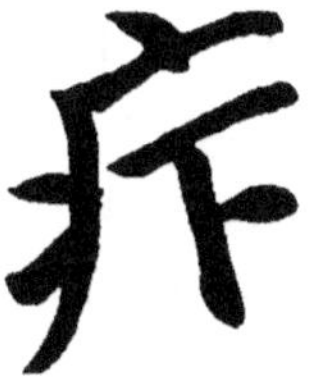

(Figure 45)

C'est là une représentation de la diarrhée, la plus simple.

L'élément souscrit au radical *nî* se prononce de même, *hiá*. Les sens principaux sont : au-dessous, qui vient après ; inférieur, bas, vulgaire, prochain, suivant, descendre, faire descendre. Son explication graphique est aisée. Le signe horizontal supérieur indique l'idée d'un plan élevé ; la verticale traduit l'idée d'une chose qui se produit au-dessous. Et le point latéral, tombant comme une goutte, accentue la pensée.

L'élément *hiá*, en outre des sens que nous avons donnés, en possède un autre qui est particulier au langage scientifique, notamment à celui des médecins chinois des temps antiques.

Pour eux, *hiá* désignait primitivement un organe situé au-dessous du cœur. Désignation vague, s'il en fut.

Ici le caractère représentatif de la maladie *diarrhée* doit être lu, au sens large du terme, comme figurant une affection dont l'effet est d'entraîner vers le bas telles matières destinées à une prompte élimination.

Il peut se faire que le choix de *hiá* comme phonétique avait été fortuitement renforcé, en cette circonstance, par le sens particulier de l'élément adopté.

KIU : Maladie chronique, infirmité.

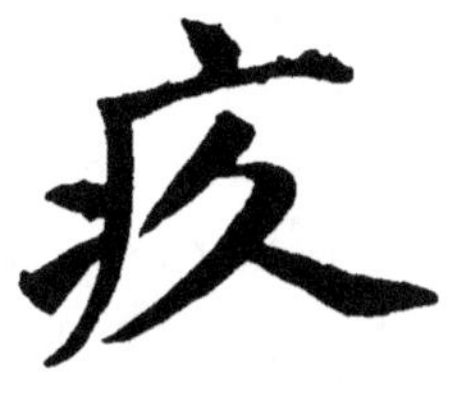

(Figure 46)

Le terme *kiú* ou *kiòu* n'est point afférent à un mal déterminé.

Il s'applique à toute maladie chronique, voire même, comme dit le langage populaire, à tout « mauvais mal », et encore au vice et à l'ennui.

L'élément souscrit signifie, en chinois : un homme gêné, retardé dans sa marche par une traîne. En se reportant à la figure 12, on vérifiera la forme du caractère *jên*, homme (les deux jambes d'un individu en marche). Puis en considérant l'élément participant à la constitution du caractère *kuï* (figure 46), on verra adjoint au radical *homme* un trait oblique arrêté qui exprime l'idée de l'obstacle.

Une maladie chronique, un mal persistant, une infirmité incurable, n'arrêtent-ils pas le patient dans le cours de sa vie ? Ne contrarient-ils point son désir d'aller et de venir à sa guise, d'entreprendre des affaires nouvelles, d'oser de longs voyages ? Ne brisent-ils pas, physiquement, tout élan en lui ? Dans l'ordre moral, ne le découragent-ils pas ? En fait, le caractère *kiû* (figure 46) a également le sens d'inappétence, de découragement. Il correspond encore à l'état social d'un individu qui reste toujours dans la même position, sans réussir à s'élever, à prospérer.

Dans son sens strictement médical, l'idée de lenteur, d'entrave, et conséquemment d'effort constant mais infécond s'élargit jusqu'à l'idée de chronisme, de mal permanent contre lequel le malade lutte infructueusement, dont il ne doit jamais se débarrasser, et qui jusqu'à sa mort, restera attaché à lui, comme s'enroule aux jambes d'un marcheur la traîne d'une longue robe de cérémonie...

KO ou KA : Bouton.

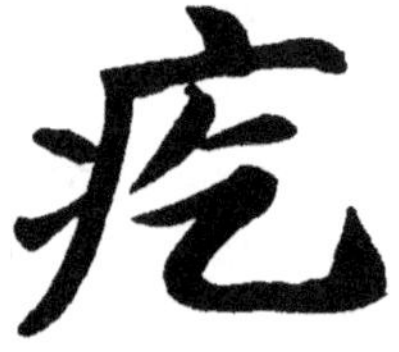

(Figure 47)

L'élément adjoint au radical *ni* se prononce *k'i*, et signifie *demander l'aumône, implorer, prier, donner.* Ce même élément en composition avec le signe de la *bouche* prend le sens de *manger*. Il a alors l'aspect de la figure 48. On serait tenté de croire que le caractère

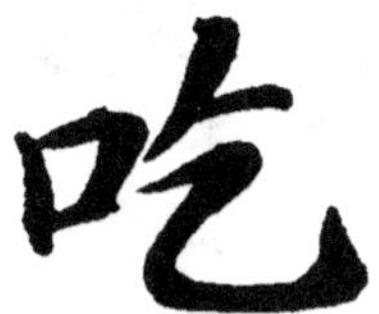

(Figure 48)

désignatif des boutons, pustules est une abréviation
et qu'il doit être lu : Maladie qui mange, qui dévore
l'épiderme. Hâtons-nous de dire que ce serait là
une interprétation fantaisiste. Préférablement, il
faut le considérer en soi et y voir, — avec un grand
peut-être — une maladie commune à la majorité
des mendiants, trop souvent atteints en Chine de
diverses affections de la peau. La maigre nourriture,
la promiscuité, les intempéries en sont les principaux
acteurs. Il s'agirait donc de ces boutons, non spé-
cifiés, qui fleurissent le visage des malheureux
confiants en la charité publique. Au reste ce sens n'a
point persisté. *Kō* ou *Kā* s'appliquent, depuis des
siècles, au petit bouton qui gène plus qu'il n'inquiète.
On dit de préférence *Kā-tā*, c'est-à-dire un bouton
mûr, un bouton fleuri, les signes de la fleur intervenant
dans le signe *tā*, sous l'aspect de deux petites croix
supérieures (figure 49).

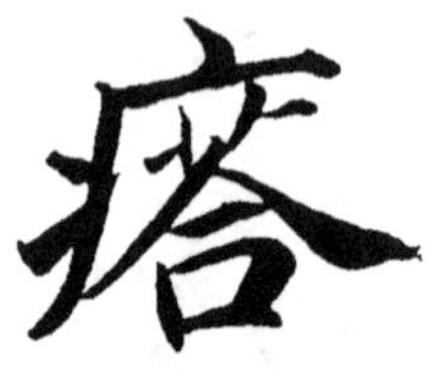

(Figure 49)

Certains ont cru voir en le caractère K'i (figure 46)

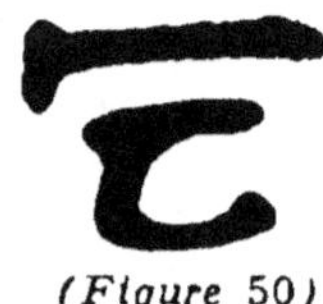

(Figure 50)

une déformation d'un caractère (figure 51) dont le

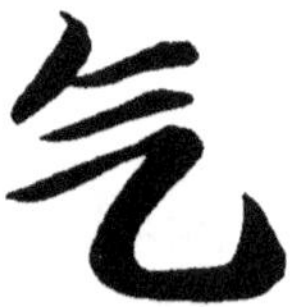

(Figure 51)

sens est *air soufflé*. S'il en était ainsi, nous ne saurions attribuer la moindre origine raisonnée au caractère des « Petits boutons ».

KONG : Prolapsus du rectum.

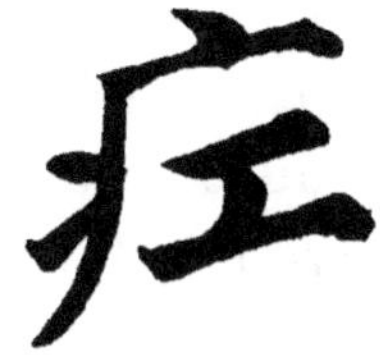

(Figure 52)

Ce caractère emprunte son nom à l'élément qui y
est introduit sous la clé *ni*. Comme cet élément, il
se prononce *Kōng*. Clé 48, ce *kōng* figuratif signifie
équerre et par extension, *travail, ouvrier* (1). On peut
s'étonner de le voir paraître ici pour évoquer le
prolapsus du rectum. Et le signe resterait sans explication si l'on ne se souvenait que le rectum, le côlon,
le gros intestin sont représentés en écriture chinoise
par la figure 53. On y voit l'*équerre* de *Kōng* et, à
gauche, un élément qui est une modulation de la
clé *jéou* (clé 130) ,dont le sens est *chair, viande.*
Convenons que ce complément d'information n'ap-

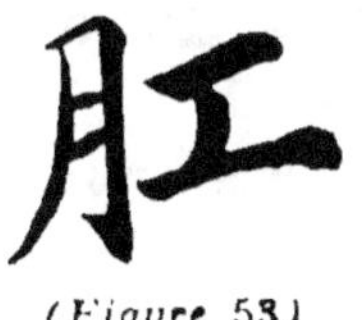

(Figure 53)

---

(1) Entre en combinaison dans peu de caractères.

porte pas grande clarté dans l'analyse du caractère : *prolapsus du rectum.*

Nous y pouvons cependant reconnaître, maintenant, une simplification de l'élément souscrit qui aurait dû comporter l'idée *jéou, chair, viande.* Les scribes n'ont pas cru devoir l'y faire entrer. L'eussent-ils fait qu'il nous resterait à fournir une explication sur la présence de l'*équerre* ou du *travail* dans un caractère qui désigne le côlon. Rien ne nous dirige vers une interprétation quelconque et nous croyons raisonnable de n'en point chercher, hors une raison phonétique.

Plutôt, et à titre épisodique, étudions l'une des formes graphiques des hémorroïdes. Deux caractères peuvent servir à énoncer le mal tant redouté (fig. 54). Le second est précisément *Kōng* (prolapsus du rec-

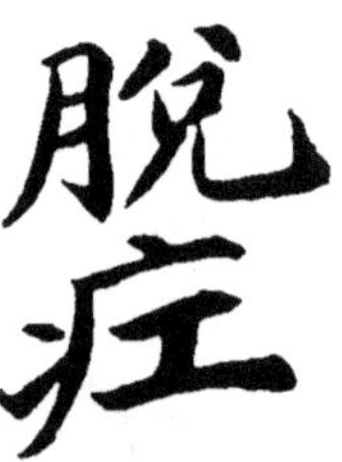

(Figure 54)

tum). Le premier appelle une courte analyse. On y voit à gauche le radical de la chair et à droite un élément adjoint que l'on peut curieusement détailler comme suit. Au sommet une sorte de chapeau aux ailes élargies, indiquant le bâillement, l'ouverture d'une *bouche, k'eòu* (figure 13), sous laquelle deux traits obliques surajoutent à l'idée d'écartement.

C'est-à-dire, le tout considéré ensemble : une bouche (l'anus) s'ouvrant pour laisser sortir la chair du rectum. D'où hémorroïdes.

L'élément *jéou*, chair (clé 130) participe à la formation de nombreux caractères qui désignent les organes du corps humain, tels que le foie, la rate, le ventre, la vessie, les intestins, l'anus, la poitrine, le rein, le poumon, etc. *Kān, p'ì tòu dseu, woù tch'âng p'āo, kōng mên, hōng t'àng, yāo, féi* (figures 55 à 63).

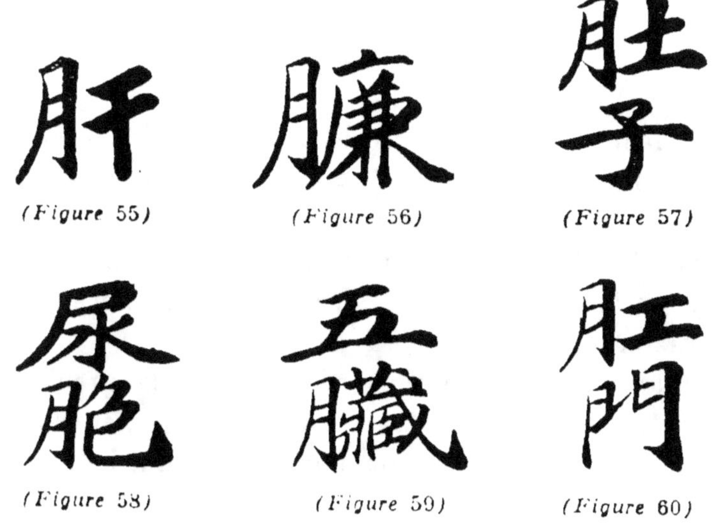

(Figure 55)   (Figure 56)   (Figure 57)

(Figure 58)   (Figure 59)   (Figure 60)

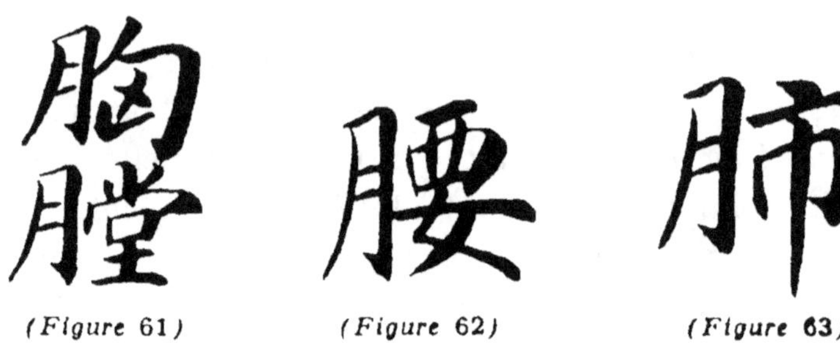

(Figure 61)   (Figure 62)   (Figure 63)

YEOU : Vomir, défaillir, s'évanouir.

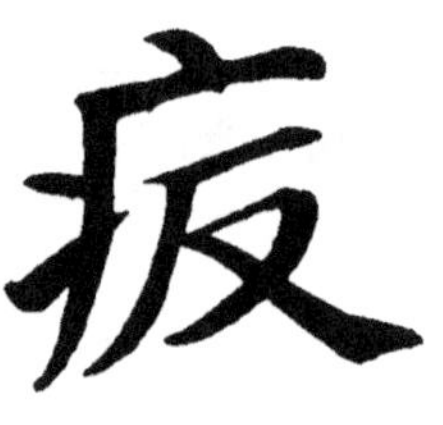

(Figure 64)

Aucune étymologie précise. De simples présomptions nées d'un examen hypothétique de l'élément souscrit. Cet élément se prononce *fān*. Il est composé de deux éléments : 1° *hán*, qui est la clé 27 et 2° *yeóu* qui est la *clé* 29. Donnons les sens de chacun de ces caractères.

Fán : tourner en sens contraire de la première direction, retourner, se retourner, renvoyer, envoyer, opposé à, se révolter, de nouveau, à plusieurs reprises, etc.

Hân : le côté qui surplombe sur une colline, rocher formant précipice, escarpement, chose projetée en bas.

Yeóu : encore, de plus, en outre, réitéré, et... une main.

Si maintenant l'on considère le sens de *yeóu* (figure 60), c'est-à-dire, vomir, défaillir, s'évanouir, on peut lui trouver une interprétation graphique, soit en s'appuyant sur *fàn*, soit en décomposant *hán* et *yeóu*.

S'il s'agit de *fàn*, et en réponse à l'idée, notamment, d'un vomissement, on peut admettre que le signe fut adopté pour rappeler — d'assez loin, convenons-en ! — le retour des aliments, une fois ou à plusieurs reprises, vers la bouche qui les rejette.

S'il est question de *hán* et de *yeóu*, le sens d'une chose projetée en bas par expectorations réitérées peut être supposé. Ces ingéniosités ne sont pas rares dans l'écriture chinoise. Toutefois notre devoir est de ne les mentionner que sous toutes réserves. Il est très possible que les scribes pour configurer le signe destiné à représenter le vomissement accompagné de défaillances aient simplement, ainsi que nous l'avons déjà dit, adopté l'élément *fàn* parce qu'y figurait l'élément *yeóu*, par pure assonance avec cette affection elle-même qualifiée *yeóu*, avant tout essai de transcription graphique.

Au reste, le signe étudié ici n'est point le seul qui

convienne à exprimer le vomissement. L'un d'eux,

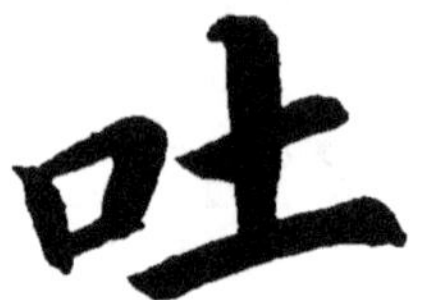

(Figure 65)

le moins compliqué est composé de la bouche et de la terre (figure 65). Il est pittoresque. Vomir, vider sa bouche vers la terre, n'est-il pas vrai? Il se prononce *t'òu*.

De même existe-t-il divers autres caractères relatifs au fait de perdre connaissance, de défaillir, etc.

Pour en terminer avec le caractère *yeóu*, vomir, mentionnons comme autre version, celle selon laquelle l'élément *jàn*, souscrit au radical des maladies représenterait la cavité buccale *hán* (1),

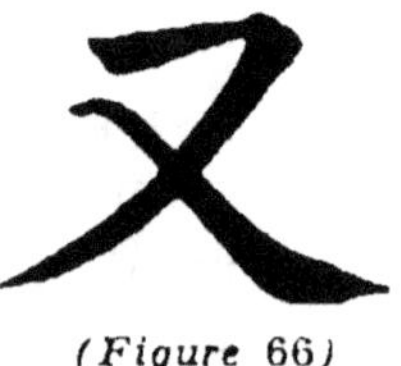

(Figure 66)

où la main *yeóu* (figure 66) serait introduite pour

---

1 *Hán* a aussi le sens de : *abri sous une roche.* — Clé 27

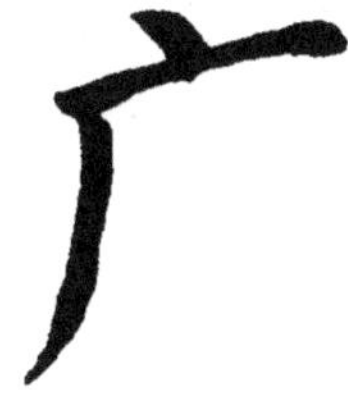

(Figure 67)

provoquer l'élimination des aliments. A moins que *yèn*, le toit (?) — Clé 53 (figure 67)

KIE : Sorte de gale, démangeaison, sens général.

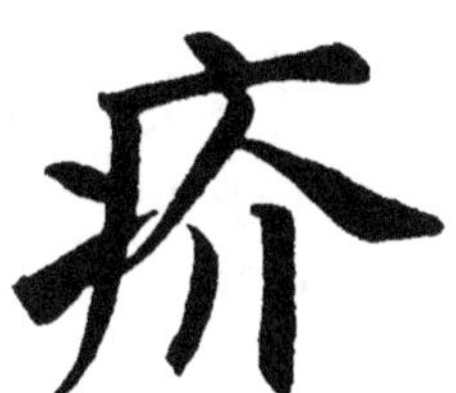

(Figure 68)

Le signe complémentaire du radical *nt* signifie *bornes, limites*. Ici, il prend le sens de *petit, menu, minime, mesquin, insignifiant, peu considérable*.

A-t-on voulu, en l'adoptant, exprimer que, dans l'ordre des affections, une démangeaison est un moindre mal? Nous penchons plutôt à croire qu'il s'agit seulement d'un élément phonétiquement employé.

PA : Cicatrice, marque d'un coup, balafre, nœvus maternel (1).

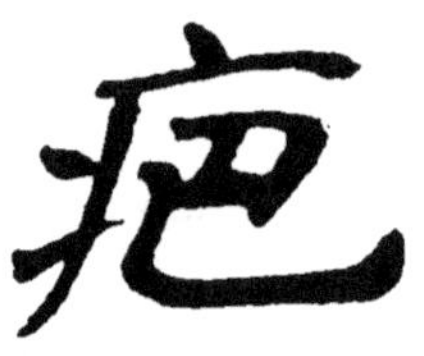

(Figure 69)

Le *Pā* est une sorte de boa des provinces méridionales. On le rencontre surtout dans le Sseu-Tch'ouan. Sa chair est comestible et sa peau sert, parmi d'autres emplois, à recouvrir certaines guitares appelées *p'ï p'â*. Dans cette dernière syllabe paraît également le signe *pā* (figure 70), (2) figuratif, et représentant le reptile dressé sur sa queue.

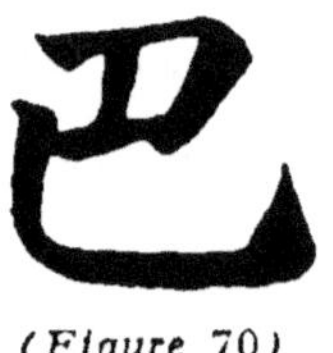

(Figure 70)

Quelle corrélation entre ce boa et l'idée d'une

---

(1) Et encore : maladie des muscles, articulation.
(2) Syllabe sonore dans beaucoup de composés.

cicatrice? Bien habile qui l'établirait. Il n'en faut
point chercher. Ici encore, il ne peut être question
que d'un emprunt phonétique.

YI : Epidémie, malaria, contagion.

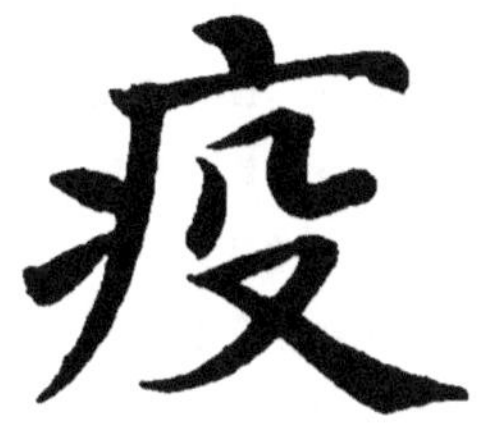

(Figure 71)

La formation graphique est, cette fois, de beaucoup
plus aisée à discerner. L'élément ajouté s'écrivait
en antique, sous l'aspect qu'on lui voit en la figure 72.

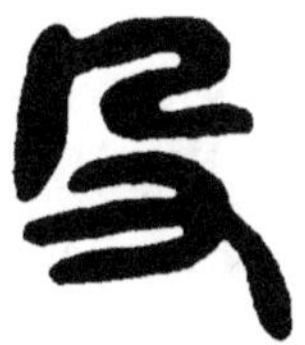

(Figure 72)

L'arc de cercle traversé d'un trait horizontal : c'est

la main. Le trait en coup de fouet traduit l'idée d'un mouvement saccadé. Ce signe ancien, par extension, a pris la signification de bâton, d'arme agitée et lancée, enfin de javelot.

Or, qu'est une épidémie, sinon une maladie qui tombe sur le peuple comme une pluie de flèches? Chacun s'applique à l'éviter. Tous courent pour ne point rencontrer le mal. Mais que tenter pour se mettre à l'abri de ses traits? Que peut faire une armée surprise dans un passage alors que d'en haut tombent les flèches de l'ennemi? Les javelots, en pluie, s'abattent. Ainsi en va-t-il de la peste. On se croit protégé par mille soins préventifs. L'épidémie traverse le toit, perce la porte comme le pourrait faire le dard d'un habile archer. La maladie *yi* est celle qui frappe dans la foule et qui atteint et qui tue, indistinctement, comme une immense volée de flèches.

Bien des auteurs chinois, parlant de fléaux épidémiques, les assimilent poétiquement aux multiples javelots lancés du haut du ciel sur les troupeaux humains (1).

---

(1) On conserve au British Museum, depuis 1903, une peinture de Kou-K'ai-tche, c'est-à-dire des premières années du v⁰ siècle. Sur cette œuvre, on peut voir un chasseur tirant son arbalète contre des oiseaux. M. Raphaël Petrucci, dans une étude sur cette soie peinte (*Bulletin de l'association amicale franco-chinoise*, octobre 1913), rappelle que ce détail correspond au texte de l'auteur Tchang Houa, relatif à la conception de la soudaineté de la mort : « La destruction est comme un ressort qui se détend brusquement ».

YEOU : Enflure, bosse, œdème, tumeur, adénopathie, bubon inguinal.

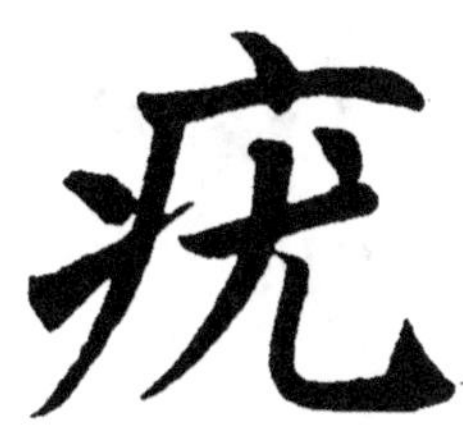

(Figure 73)

Confucius admirait ce caractère *K'iuàn* (1) que l'on voit ici ajouté au radical *nì* pour représenter l'*enflure, la bosse,* etc. *K'iuàn* signifie chien. Le philosophe célèbre trouvait le signe absolument parfait de ressemblance. Voici qui ne donne pas une heureuse idée des chiens de son époque ! Et les chiens de Confucius eussent-ils été conformés selon l'invraisemblable anatomie du signe *K'iuàn* que nous n'en serions guère plus instruits des raisons pour lesquelles il fut choisi en la circonstance présente.

Ce graphique est en réalité celui qui correspond dans l'esprit des Chinois, à l'attitude d'un chien tombant en arrêt devant une chose qu'il découvre.

---

(1) Clé 94.

Il prend alors la forme qu'on lui voit figure 74. Tels

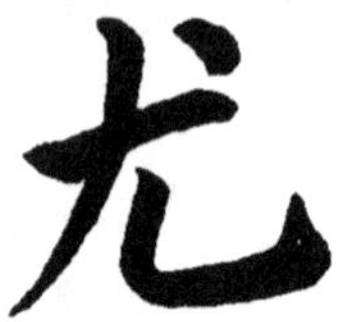

(Figure 74)

auteurs ont voulu y voir l'allure d'une personne marchant avec une jambe trop courte... (1).

Ne tranchons point parmi ces diverses suppositions. S'il est une explication à cet emploi singulier de caractères relatifs au chien ou aux boiteux, pour le cas d'œdèmes, tumeurs et bubons inguinaux elle se perd dans la nuit des siècles.

TCHA : Ulcère suppurant. Blessure qui ne se ferme pas. La croissance d'un bouton.

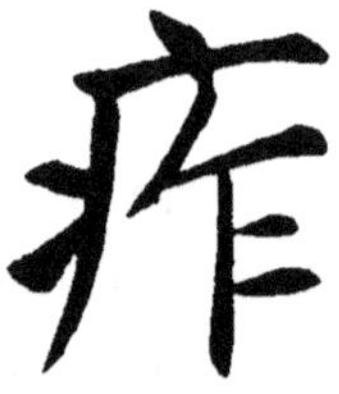

(Figure 75)

---

(1) Par rappel de *Wâng*, clé 43, courber la jambe.

Même obscurité qu'il serait vain de vouloir à toute force percer. L'élément souscrit figure **un** *obstacle*, ou une *cachette* et se prononce comme la maladie elle-même. C'est donc ici un emprunt phonétique qui n'autorise aucun commentaire idéographique.

CHAN ou TCHÈN : Sorte de petits boutons.

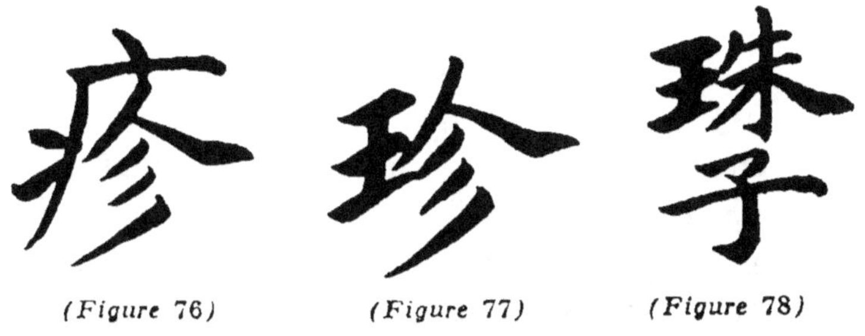

(Figure 76)   (Figure 77)   (Figure 78)

Chān correspond à diverses éruptions de la peau, pustules, boutons, et tout particulièrement aux boutons de la fièvre scarlatine. Il est souvent employé au lieu et place du caractère *tchèn* (figure 28) pour désigner une espèce de petite vérole, une maladie cutanée, une affection des lèvres.

Etymologiquement, on y retrouve sous le *nt* (clé 104) un élément relatif à la *perle*, sans doute à cause de la forme et des colorations blanches du bouton que l'on veut désigner.

La perle s'écrit de même *tchèn* (figure 77) ou *tchou-dzeu* (figure 78).

TCHENG : Etat de maladie chronique, constante, régulière, née d'un trouble organique, d'un dérangement de corps ou d'esprit.

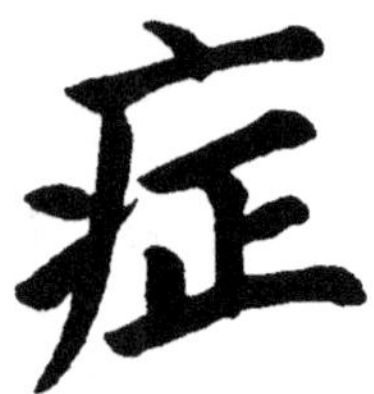

(Figure 79)

Ce caractère n'est pas autorisé par le *Dictionnaire de K'áng-Hi* (1), mais il est généralement utilisé. L'élément adjoint — prononcé lui aussi, *tchèng*, comporte de nombreux sens. Retenons : droit, juste, correct, régulier, convenable, constant, usuel, habi-

---

(1) Ce grand et magnifique ouvrage, qui n'a pas son égal dans tout l'univers, est dû à l'inspiration de l'Empereur K'áng-Hi. Ce souverain employa, dit-on, pendant huit années, quatre-vingt lettrés de l'Académie impériale à extraire tous les mots et principales locutions qu'on rencontrait dans les auteurs chinois. Il attachait tant d'importance à cette publication que, chaque soir, il examinait lui-même, avec un grand soin, les travaux de la journée. La beauté de l'édition impériale ne laisse rien à désirer. L'Empereur en fit présent aux premiers dignitaires de l'Empire en 1711. L'ouvrage ne compte pas moins de 130 volumes in-8°. Un abrégé en a été publié en 1751, sous le règne de l'Empereur Kien Lòng, par le docteur Tén K'ái. Son titre est Yun foù Yèou pién.

tuel. Nous verrons tout à l'heure qu'il signifie, par surcroît, atteindre le centre d'une cible.

Qu'en déduire? Phonétique encore? Et pourtant... La maladie chronique, constante, s'apparente par sa définition même avec le signe *tchèng* qui porte le sens de constant et de chronique.

D'autre part ce signe vient de *tchè* (clé 77), *s'arrêter, arrêter*, et de *yi* (clé 1), *un, unifier* ; c'est-à-dire arrêter une chose et la maintenir uniformément pareille à elle-même. D'où avec le radical *ni*, le sens de : *maladie constante.*

Enfin voici une dernière version. L'élément *tchèng* ne serait que la stylisation moderne d'un caractère antique (figure 80) représentant la flèche arrêtée au

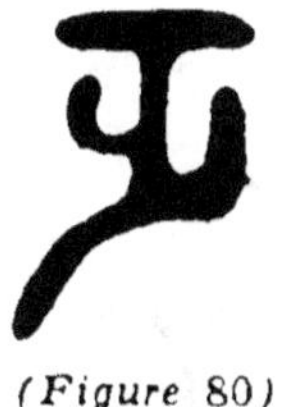

(Figure 80)

centre d'une cible (1). Cette ancienne structure est à rapprocher de la traduction notée plus haut ; atteindre le centre de la cible, donnée par tous les dictionnaires modernes. Nous laissons au lecteur le

---

(1) Jadis, le centre était marqué par un petit rond que les scribes ont fini par omettre.

soin de déchiffrer le rébus qui associe cette idée de
tir habile à celle de régularité, constance, état
chronique.

FA : Lassitude. Ennuyé, dégoûté, excédé, amaigri.

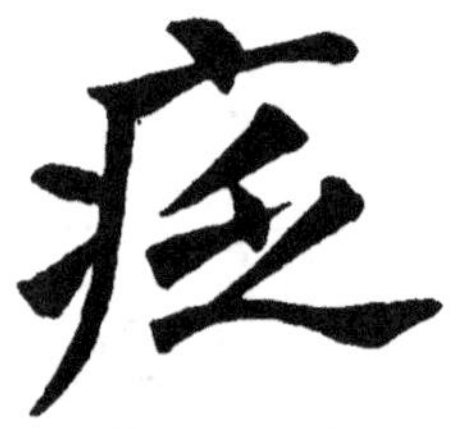

(Figure 81)

Le signe intervenant ici dans le radical des maladies
est, en écriture antique, considéré comme le contraire
du signe de la figure 80. Il était dessiné selon le dis-
positif de la figure 77. Le premier ayant le sens :

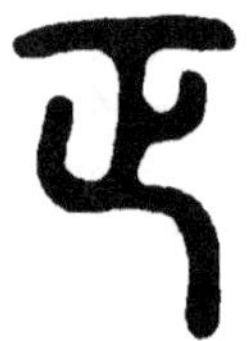

(Figure 82)

correct, régulier, constant, celui-ci peut se traduire
par : contraire de ce qui est dans un état constant,
autant dire : maladie interrompant l'état régulier,

modification à l'ordre préétabli. Notre explication n'irait pas sans quelque obscurité si nous n'avions le recours de nous retourner vers la version de la cible. Le signe figure 82 est expressif de l'idée : rater la cible, ou, généralement parlant : *incapacité.* De là à l'expression de l'énergie affaiblie, de l'appauvrissement des forces physiques, et, moralement, du dégoût, de l'ennui, de l'incuriosité intellectuelle, il n'y a qu'un pas : nous le franchirons avec les étymologistes chinois.

FEI : Petit ulcère, éruption sur la peau provenant de la chaleur, petit furoncle.

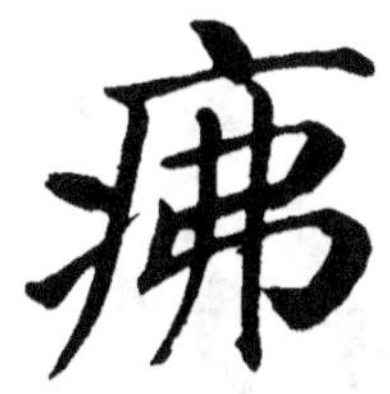

(Figure 83)

A analyser l'élément *fóu* (figure 84), on découvre deux baguettes d'osier, de cambrures divergentes et que l'on cherche à unir par un lien. *Fóu* signifie donc : *agir contre une résistance* et est, en outre employé comme négation *ne pas.* Il n'est ici question que d'une phonétique. Le signe de la susdite maladie

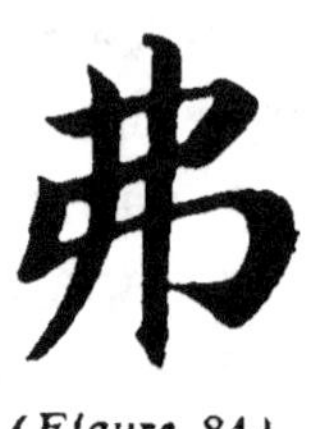

(Figure 84)

se prononçait en effet, *fóu*, aux temps anciens. Il s'est depuis déformé en *féi*.

HIEN : Indigestion, dyspepsie, palpitations du cœur.

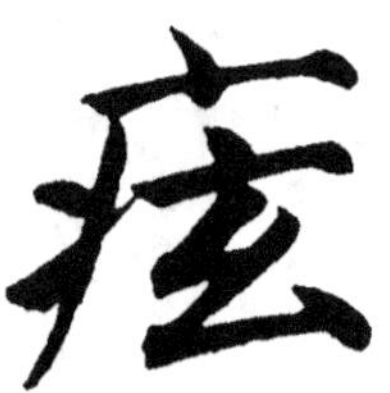

(Figure 85)

Nous rencontrons cette fois un caractère tout à fait impénétrable. Si l'on remonte à son origine graphique, on y vérifie, non sans stupeur, l'idée complexe d'un fil plongé dans la teinture, et, par extension, du fait de teindre d'une couleur noire, couleur du chaos primordial, selon les Célestes. Nous n'entrerons pas dans le détail de cette analyse qui n'ajouterait aucune clarté au problème.

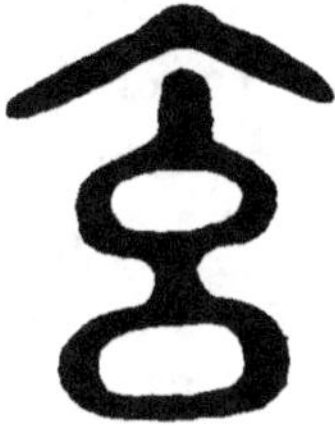

(Figure 86)

La forme antique du caractère souscrit est figurée en le tracé 86. Nous ne sommes point d'avis qu'il faille prêter créance à telle version selon laquelle les deux traits coudés dans l'élément adjoint au radical *ni*, représenteraient le mouvement de pénible va-et-vient d'un souffle gêné, soit par l'indigestion, soit par les palpitations du cœur.

KAN : Sorte d'ulcère, atrophie et surtout maladie d'enfants, provenant ou de nourriture trop sucrée, ou de mauvais traitements.

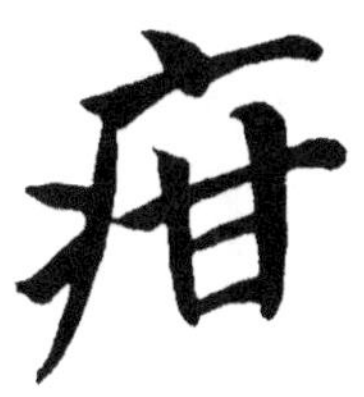

(Figure 87)

Dans l'ordre des clés, l'élément souscrit occupe le rang 99, et se prononce lui aussi, *Kān*, sucré, de saveur douce (1). Il est une stylisation du radical de la *bouche*, représentée par un carré, ainsi qu'on le sait. Un trait horizontal le traverse. Les auteurs chinois donnent de cette structure une explication un peu osée. Mais l'audace n'est point la moindre qualité des Orientaux en matière étymologique et force nous est bien de les suivre. Ils disent : « Voyez, en ce trait horizontal placé dans la bouche, l'expression graphique de l'idée : *avoir quelque chose dans la bouche*, autant dire : la bouche a un goût, une saveur ». Et, poursuivant un raisonnement hasardeux, ils ajoutent: « De là, par extension, l'idée d'être repu de nourriture dont le goût plût à la bouche. Ainsi en va-t-il notamment des mets sucrés ».

Est-ce aussi, par extension superlative que *Kān* signifie : maladie résultant de mauvais traitements? Peut-on affirmer que cette affection se déclare lorsque l'on est... repu de coups? Sur ce point, nul texte ne nous autorise à appuyer une semblable hypothèse.

____

(1) Le mot *Kān* n'est employé que dans le langage écrit.

K'IU : Faiblesse, manque de force, impuissance, lassitude, langueur.

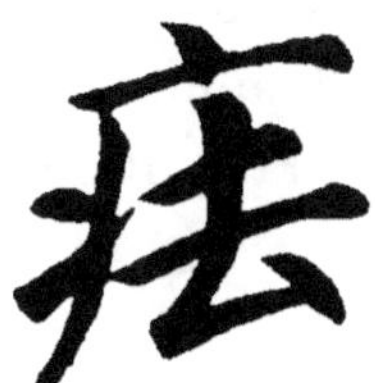

(Figure 88)

Sous le radical des maladies, nous trouvons ici un mot très usuel en langue chinoise dont le sens est *aller, faire un mouvement, aller à* ou *vers*. La formation de ce signe est des plus ingénieuse. Sa configuration ancienne (figure 89) représente schématiquement un

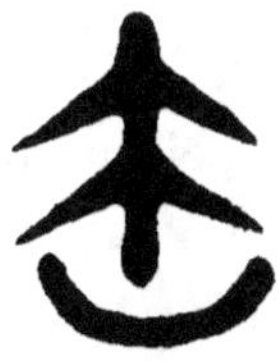

(Figure 89)

couvercle sur un vase. Le fait que l'utilisation du vase exige le déplacement fréquent du couvercle a suffi, pour l'imagination des Chinois, à justifier l'idée de mobilité, d'aller et de venue. Ce couvercle est essentiellement une chose mobile puisqu'à **tout** instant il va de la table au pot et du pot à la table.

En ce qui a trait à la maladie *K'iú*, c'est bien celle où le patient, — faible, débile, las ou languide, — préfère l'immobilité au mouvement, et, à l'encontre du couvercle, ne se déplace que contraint et forcé.

KOU : Toute maladie chronique ou incurable.

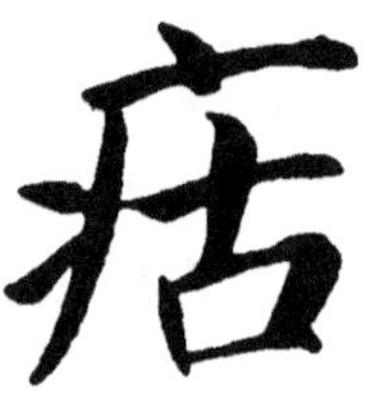

(Figure 90)

Ce signe est, en outre, utilisé, dans quelques cas pour la lèpre, la goutte et les palpitations du cœur, maladies tenues pour incurables par les anciens thérapeutes du Céleste Empire.

L'élément souscrit au radical 104 est composé d'une croix qui, dans la série des chiffres, représente le chiffre 10. En dessous, c'est le carré de la *bouche*. Le sens est : *antique, de longue date, ancestral, très reculé dans le temps.* Il faut le lire étymologiquement : ce qui a passé par les *bouches de dix générations*, et qui, par conséquent, peut être considéré comme ayant une tradition, une grande durée.

La maladie chronique est celle que l'on ne saura guérir jamais, qui se prolongera tout le long de la vie. Elle est donc de celles dont on a lieu de dire, hélas, qu'elles sont « très reculées dans le temps » passé et à venir.

K'U : Gibbosité. Dos voûté, déviation de la colonne vertébrale : scoliose, cyphose, lordose.

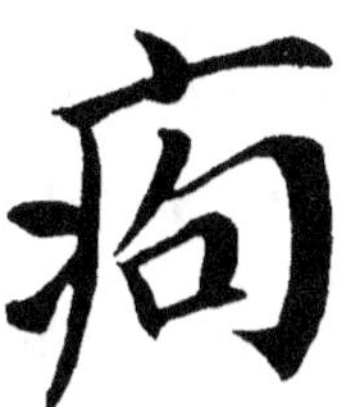

(Figure 91)

Il y a lieu de distinguer ici, dans l'interprétation à donner à l'élément qui complète la clef des maladies. On n'y doit point voir le signe qui veut dire : sentence et qui est formé, à l'égal de celui-ci, d'une *bouche* à demi enfermée dans une ligne crochue dont le sens est *répandre*.

La version véritable est tout autre. Pour la discerner, il faut remonter à la forme ancienne d'un mot qui signifie courbe, crochu. Cette forme (figure 92) est parlante. On y voit l'enchevêtrement de lignes tortueuses. Il est assez malaisé d'expliquer la série d'évolutions que dut subir ce graphique avant d'arriver à la synthèse où il est fixé. Tout au moins admises, ces transformations dont on peut suivre le cours dans l'histoire de l'écriture chinoise, on s'explique plus aisément l'utilisation de ce signe simplifié, dans le

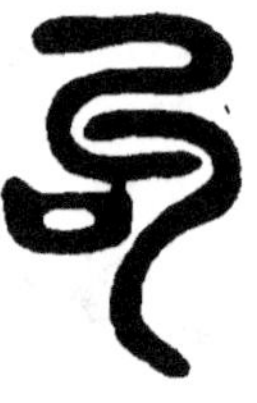

(Figure 92)

cas de la désignation de la gibbosité, du dos voûté. C'est là, sans aucun doute, une allusion, bien que lointaine, à la déformation de la colonne vertébrale.

Notons pourtant que l'élément dont il s'agit se prononce, lui aussi, *K'û* et qu'une explication strictement phonétique pourrait être admise.

HO : Convulsions des enfants, voire généralement maladies.

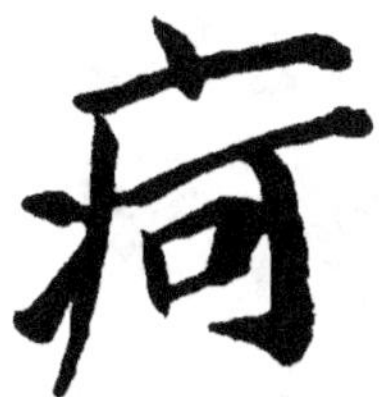

(Figure 93)

Quelle relation établir entre ce caractère général de la maladie, parfois spécialisé anx convulsions des enfants, et le sens propre de l'élément intervenant ici, en lequel nous reconnaissons, avec la *bouche*, un graphique, simplifié d'une forme ancienne, qui représentait le *souffle venant heurter*, contre une partie de la gorge et, surtout, le fait même de *respirer* ?

L'élément ainsi composé se lit : consentement donné sans parole, à l'aide d'un souffle approbateur. Il a aussi le sens : vouloir, permettre, autoriser.

On ne saurait ici chercher d'autre explication que dans l'emploi de cet élément à titre de phonétique. Il se prononce en effet, *hô*, comme la maladie où il intervient graphiquement.

P'AO : Acné pustuleuse de la face. Petite vérole volante. Varioloïde.

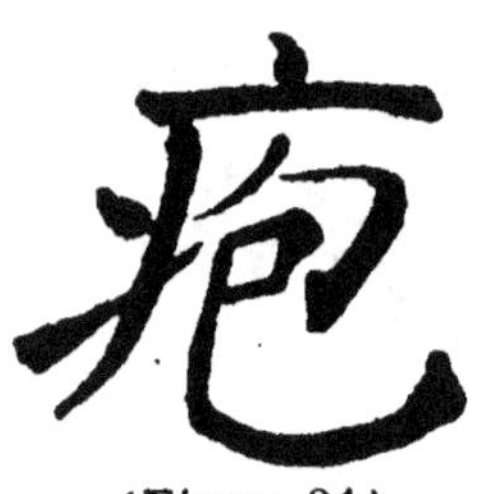

(Figure 94)

L'élément, prononcé *p'áo*, (fig. 96) prend, à l'analyse, l'allure d'un symbole non sans grandeur. On y voit une partie — supérieure droite — que nous rencontrions naguère figure 91, mais qui, dans le cas présent, signifie *envelopper*. La partie complémentaire ne doit pas être confondue avec le signe *pa* (figure 70) : cobra dressé sur sa queue. C'est un dérivé moderne du signe (figure 95) dont le sens est *soi-même*. Par une

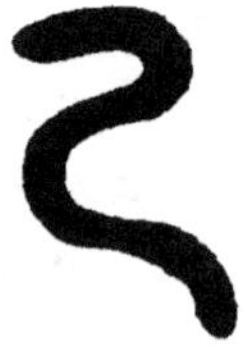

(Figure 95)

extension d'idée qu'acceptent aisément les Chinois et qui, pour nous, demande quelque complaisance, ce signe *p'áo* prend le sens du : fœtus qui, de lui-même, dans la matrice, s'enveloppe et se protège en son placenta. D'où l'idée mère de tout enveloppement.

Parlant de la maladie *p'áo*, (figure 94), les Célestes

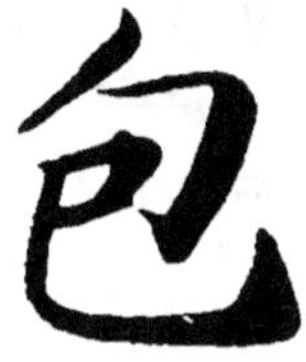

(Figure 96)

imaginent une affection qui « enveloppe » le visage, qui le recouvre, qui peut s'étendre jusqu'à « revêtir » et « enfermer » le corps tout entier, ainsi qu'il advient, soit dans le cas d'une éruption de pustules sur la face, soit dans celui d'une petite vérole volante.

Le mot : *p'áo* a aussi le sens de : *ampoule.*

P'EI : Une maladie non encore nettement déclarée, obstruction, et parfois dyspepsie.

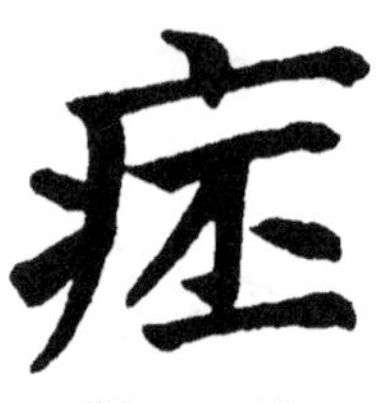

(Figure 97)

Sous le radical 104, prend place un auxiliaire qui se décompose comme suit. D'abord une partie supérieure constituée d'un trait vertical, d'un trait horizontal et de deux petits traits divergents. Puis, en dessous, une ligne horizontale.

La première partie signifie *ne pas*, *négation*. L'horizontale isolée, c'est l'*unité*. Ensemble *une négation*.

Cette interprétation semble la meilleure. Elle donne une solution au problème. Savoir : maladie que l'on peut encore nier, dont on peut douter encore.

Mais il convient de ne s'y fixer qu'avec prudence et de se souvenir que l'élément souscrit se prononce, lui aussi *p'ei*, comme la maladie ici qualifiée. Il exprime l'idée d'une *grande* étendue et voici, alors, comme il se subdivise :

Trait horizontal supérieur : le *ciel*.

Traits vertical et divergents : *l'apparence d'un oiseau volant dans l'espace.*

Trait horizontal inférieur : *la terre.*

Ensemble : tout l'espace découvert par un oiseau qui vole haut.

En conséquence : *grande étendue.*

Avec cette version, *p'èi* n'aurait, dans cette désignation d'une maladie non encore déclarée, que la fonction d'une simple phonétique.

P'I : Fatigue, pertes de forces.

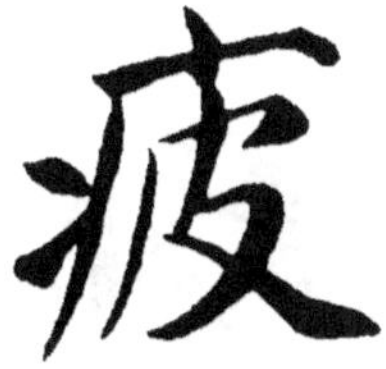

(Figure 98)

C'est ici encore un auxiliaire phonétique qui, adjoint à *ni* (clef 104) complète le sens du mot *p'i* : c'est la *peau*, le signe ancien (figure 99) exprime l'acte d'arracher (particule gauche) un fragment de

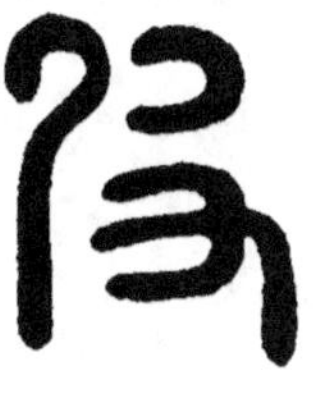

(Figure 99)

quelque chose, (particule supérieure droite) avec la main (particule inférieure droite) : la peau, en somme, qui peut s'arracher par morceaux. Ici encore l'invention chinoise nous déconcerte par son excessive subtilité et par sa complaisance. Mais, nous l'espérons, le lecteur s'est déjà habitué à ce trop ingénieux rébus.

Quoiqu'il en soit, aucun rapport entre cet élément *peau* et la maladie désignée. *P'ï* fait ici fonction de phonétique.

PING : **Terme général pour maladie, vice, défectuosité, dommage, affliction, même misère.**

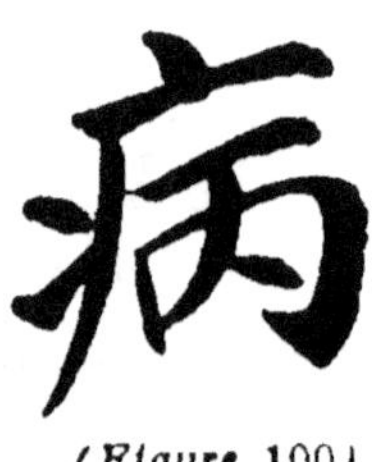

(Figure 100)

L'élément qui intervient en ce signe se prononce *ping*. Toutefois, il y a mieux ici qu'un emploi phonétique. A décomposer cet élément et à remonter à ses origines, on le retrouve sous une forme imagée (figure 100) représentant l'*intérieur d'une habitation* où il y a *le feu*. Dans la suite, le *feu* très modifié, a dépassé le toit. Il est maintenant dedans et dehors tout ensemble. Ce signe représente l'idée d'une chose enflammée, ardente, violente. Il convenait en la

(Figure 101)

circonstance. Dans cette maison qui est le corps humain, la maladie apporte le feu de la fièvre, les violences du délire, le cuisant de la douleur. Les autres sens mentionnés sont des amplifications de ce thème premier.

CHE : Dysenterie.

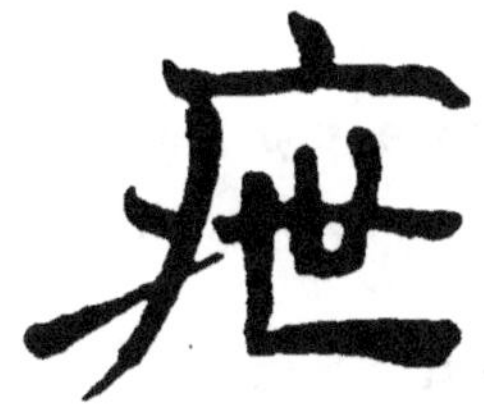

(Figure 102)

Ché (fig. 103) s'écrivait autrefois comme en la

figure 104. On voit, sous cette forme antique, trois croix

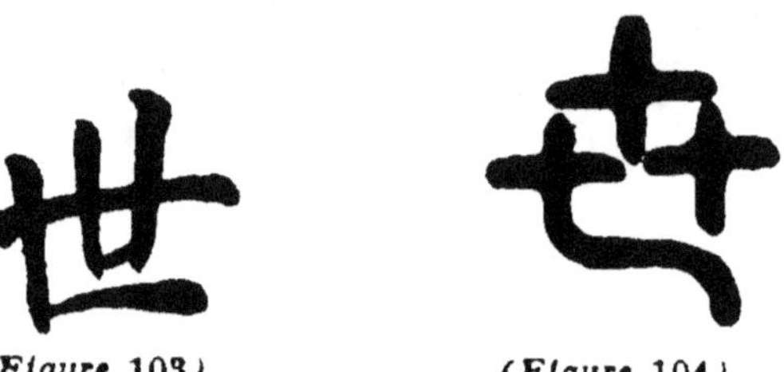

(*Figure 103*)   (*Figure 104*)

de *dix* côte à côte, l'une d'elles avec un trait allongé
pour marquer la durée, c'est-à-dire une période
de trente ans, *id est* : la durée de la vie active d'un
homme, autrement dit : une *génération*.

Comment expliquer la présence de ces triples croix
stylisées sous l'aspect qu'on leur voit ici, pour qualifier avec *nî*, la dysenterie? Pas autrement que par
raison phonétique, l'élément souscrit se prononçant
ché.

TAN : Ictère par rétention ou par polycholie.

L'élément *tán* est phonétique. Il représente, ainsi
qu'on peut s'en rendre compte sans peine, le soleil

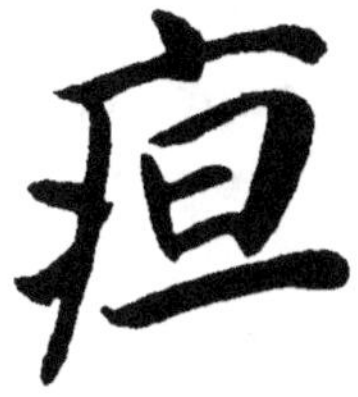

(Figure 105)

au-dessus de l'horizon. Lorsqu'on y adjoint le caractère représentatif de la couleur jaune, le caractère de la maladie, *tán* prend le sens de jaunisse. Il existe, au reste, un signe spécial pour la jaunisse. Il figure plus loin dans cet ouvrage.

T'ONG : Mal, peine.

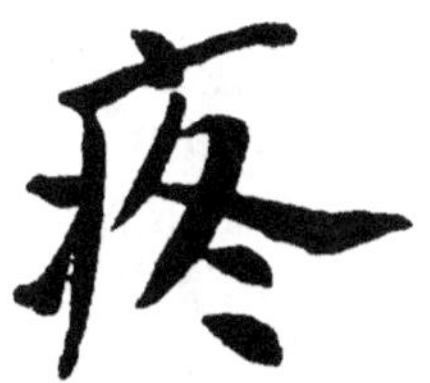

(Figure 106)

Phonétique de même, l'élément *tòng* dont le sens est *hiver*. L'étymologie en est assez obscure. Elle se rattache à l'image ancienne, et complètement déformée dans la suite, d'un *écheveau fermé*, lié à la partie haute, les deux petits points inférieurs représentant la *glace*. C'est-à-dire, l'année étant considérée comme un écheveau dont chaque jour serait un brin ; hiver : fin glacée de l'année.

K'I : Maladie provoquée par la constipation.

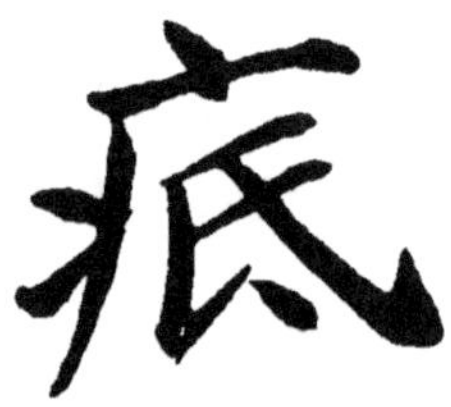

(Figure 107)

Nous sommes dans une série d'emplois phonétiques et il serait présomptueux de forcer l'analyse dans un sens figuratif. Qu'il nous suffise donc de considérer, pour lui-même, l'élément adjoint qui, étymologiquement, correspond à l'idée de *profondeur*.

Trait horizontal supérieur : *la surface de la terre.*

Trait courbé à gauche : *l'effort du germe montant vers la lumière.*

Trait courbé à droite : *la racine crochue.*

Deuxième trait horizontal : *le sous-sol.*

TIEN : Fièvre intermittente.

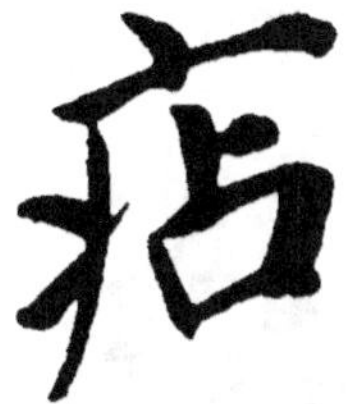

(Figure 108)

Elément de la série phonétique, qui, par lui-même correspond à l'idée d'interroger les sorts (en flambant une écaille de tortue).

Il se décompose en : 1º la *bouche* ; 2º *une verticale et une oblique : tirer les sorts.*

T'O : Bossu, maladie de la colonne vertébrale.

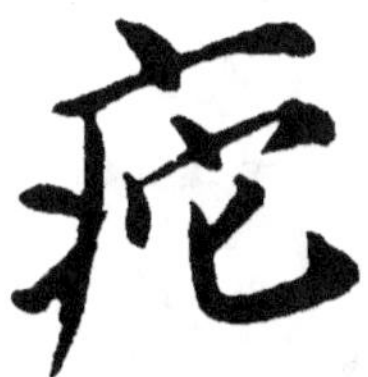

(Figure 109)

Elément phonétique, et comportant la signification

de : cobra dressé sur la queue, la tête gonflée au moment où il va s'élancer sur l'ennemi. La forme antique de ce caractère (figure 110) pourrait, avec

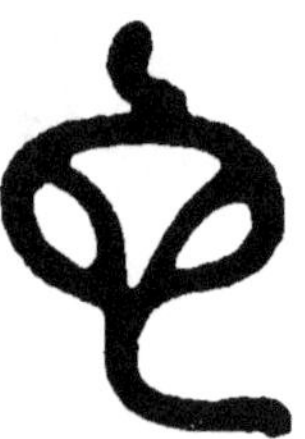

(Figure 110)

beaucoup de complaisance, permettre d'établir une analogie entre l'espèce de goitre que montre le cobra « en guerre » et la bosse dont il s'agit ici. Mais c'est une relation dont il n'est fait texte nulle part et qui reste une hypothèse plus que douteuse.

TSI : Toutes calamités, afflictions.

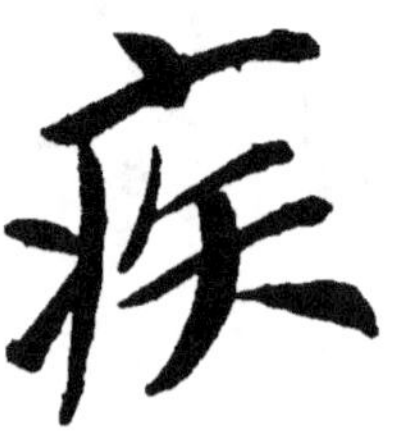

(Figure 111)

Ce caractère afférant aux calamités, afflictions qui atteignent les peuples et les déciment impitoyablement, a une relation de sens et d'origine avec le caractère *yî* représenté en la figure 71. Comme lui, il a emprunté son élément descriptif au carquois des hommes de guerre. C'est, en effet, la *flèche*, très stylisée depuis sa forme antique, que nous voyons, en le caractère *tsî*, logée sous le radical 104.

La *main*, et l'idée d'*agiter un objet* qui participaient à la formation du caractère (figure 71), ne paraissent plus dans le cas présent. C'est le seul javelot qui évoque à la pensée le souvenir du trait, du dard perfide décoché par un adversaire invisible. D'où, par amplification : maladie prompte comme une flèche. On verra (figure 112) l'aspect archaïque de

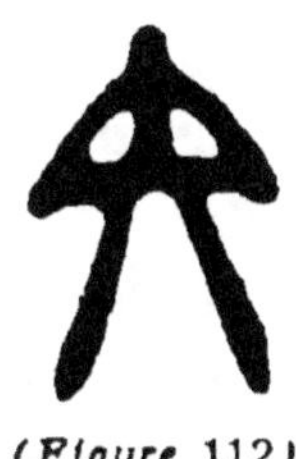

(Figure 112)

l'élément *flèche*. Il est aisé d'y reconnaître et la pointe et les barbes.

TSU : Ulcère profond, anthrax.

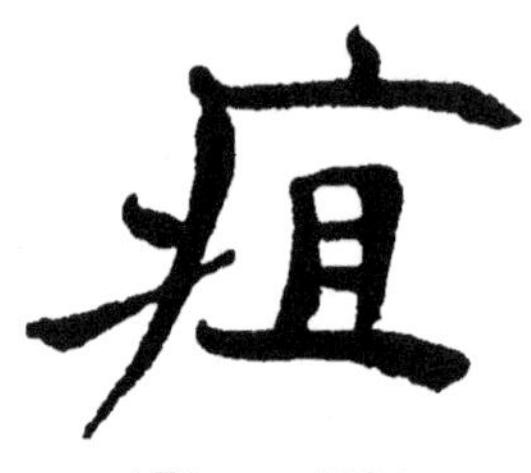

(Figure 113)

C'est encore une phonétique. Profitons de ce qu'une suite de phonétiques vient de passer sous nos yeux pour détruire une légende qui a généralement cours. On y imagine trop volontiers que l'écriture chinoise est composée d'une série d'hiéroglyphes, lisibles pour la plus grande majorité, par le déchiffrement, plus ou moins ardu, des rébus que renferment les traits choisis par le génie d'un peuple qui « pense en images ». C'est une erreur très grande. Sous tous les radicaux qui, on le sait, sont au nombre de 214, se classent les très nombreux caractères de l'écriture chinoise. Et pour chacun d'eux, l'expérience est facile à faire qui permet de vérifier une importante proportion d'emplois phonétiques. On conçoit que l'étude de cette langue admirable serait singulièrement simplifiée s'il ne s'agisait que d'y deviner des significations encloses, caractère après caractère, dans un dessin inspiré du monde réel ou composé par d'ingénieuses adaptations d'idées concrètes à des idées abstraites. Il en va tout autrement. Si l'on ajoute à ces quelques considérations que, très fréquemment, la maladresse ou l'appréciation personnelle de ceux qui furent chargés de fixer définitivement la forme des caractères, aboutirent à des erreurs, à des notations arbitraires, on peut se rendre compte de l'écart qui se produisit dans le cours des temps entre les graphiques primitifs et ceux auxquels les Chinois se sont enfin fixés. La thèse «hiéroglyphe» ne peut donc être en aucune façon absolue. Il n'en est pas moins vrai qu'à l'origine, beaucoup de signes furent créés d'une façon analogue à celle qui présida, par exemple, à la formation de l'écriture égyptienne. Certains auteurs ont, en présence de cette similitude de moyens, déduit qu'il y avait un lien historique et ethnique entre les races Chinoise et Egyptienne. D'aucuns même ont soutenu l'audacieuse prétention d'apparenter les deux peuples, du fait d'une antique migration d'Egyptiens vers l'Orient. Si, incontestablement, des colonies occidentales et de divers points se dirigèrent, aux siècles d'antan, du côté du Levant et s'y installèrent, si, par exemple, le Mahométisme a délégué en Chine et dans l'Inde des masses nomades qui s'y fixèrent, y firent souche et aujourd'hui encore, y sont représentées par des multitudes restées, dans une certaine mesure, fidèles au passé et aux croyances de leur race, (1) la version « écriture égyptienne », tout au contraire, n'est servie par aucune preuve positive. Le fait reste possible, mais les preuves certaines manquent.

En ce qui concerne le caractère *tsù* — *profond ulcère, anthrax* — il se compose du radical *nî*, maladie, auquel est adjoint un élément qui affecte la forme et a, en propre, le sens de : petit dressoir carré, à rayons superposés, fréquent en Chine, et employé pour les sacrifices. On voit qu'il est posé sur une ligne horizontale qui représente le sol.

Depuis de longs siècles, ce sens primitif s'est dénaturé. Le mot est devenu une conjonction, avec le sens de : *en outre, de plus, d'autre part.*

Bien entendu, aucun lien — sinon phonétique, — entre lui et l'anthrax.

**T'SE : Une squame sur une plaie.
Une imperfection, une excentricité.**

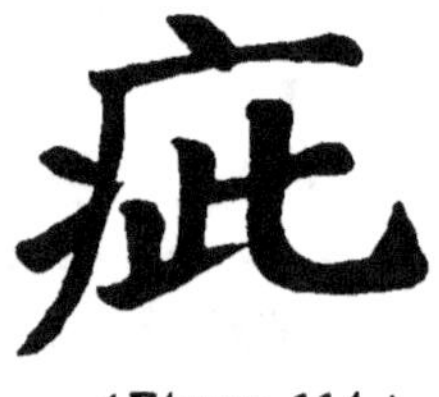

(Figure 114)

---

(1) A cet égard, consulter les précieux ouvrages de **M. A.** Vissière, professeur de langue chinoise à l'Ecole des Langues orientales vivantes de Paris.

Phonétique. — L'antique aspect du signe auxiliaire est reproduit en notre figure 115. On voudra

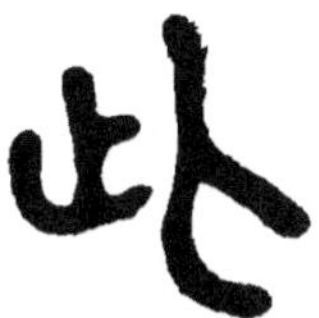

(Figure 115)

bien accepter d'y reconnaître, à gauche, l'image, plutôt
hasardeuse d'un *pied*, et à droite celle d'une trace de
talon ou d'*orteil* sur le sable (?). D'où : l'idée de s'*arrêter*, ce signe étant, lui-même, prononcé *ts'è*.

On le voit, pas d'explication possible.

**CHE : Certaines hémorroïdes, et surtout
cancer du rectum (qui ronge comme un insecte).**

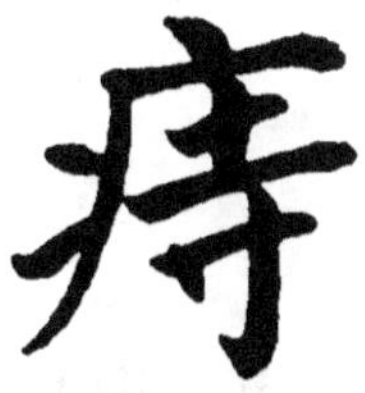

(Figure 116)

Phonétique. — L'élément souscrit se prononce
ché et signifie : *mandarin, tribunal, pagode*. Sa partie

inférieure : deux traits croisés et un point, à gauche, a le sens de : *application des lois.* C'est la croix supérieure et le trait horizontal qui donnent la prononciation.

HAN :[Diverses cicatrices, marques sur la peau.

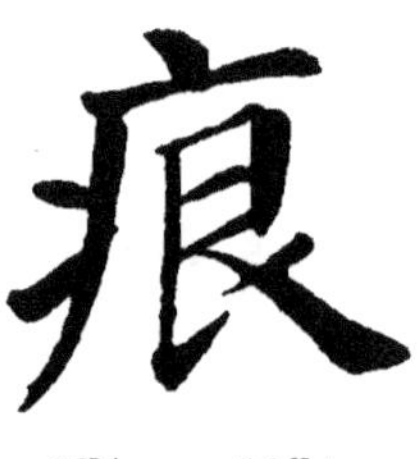

(Figure 117)

Phonétique. — L'auxiliaire signifie *pervers.* Originairement : il représentait un homme regardant quelqu'un en face, de son haut, en colère, et par manière de défi.

HOUEI : Insecte intestinal, ver solitaire.

Le sens primitif de ces deux carrés l'un dans l'autre enfermé était figurativement : *double enceinte* ou *récipient hermétique.* Un autre sens s'y est sura-

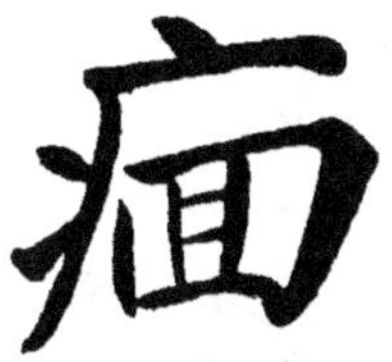

(Figure 118)

jouté. *Hoûei* signifie maintenant : *retour, retourner.*
En sorte que ce signe employé ici a tout à la fois une
fonction phonétique et une fonction descriptive. S'il
donne sa prononciation au caractère correspondant
au *ver solitaire*, il exprime en outre l'idée des mouvements que fait dans l'intestin ce parasite retourné sur
lui-même, en une suite de replis. Ainsi par un moyen
extrêmement simple, les Chinois ont-ils « imagé » le
tœnia.

Ajoutons que l'élément *hoûei* est aussi employé
pour désigner un autre petit ver utilisé par les médecins de l'ex-empire du Milieu pour provoquer des
vomissements. Le mot reprend dans ce cas son sens
de retourner, avec l'idée du *retour* des aliments vers
la bouche, lors du vomissement.

YI : Blessure ou meurtrissure faite avec un bâton.

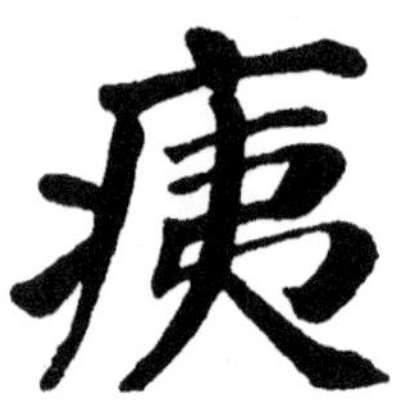

(Figure 119)

L'élément adjoint se prononce *yi* comme le susdit caractère. Il est donc phonétique. Pourtant il comporte en lui une idée de force et de violence. Peut-être y a t-il lieu de supposer que, primitivement, comme le caractère *hoûei* que nous venons d'étudier, il avait à la fois fonction phonétique et descriptive. Dans la suite, l'idée qu'il représentait s'est déformée pour aboutir au sens de : *Blessure ou meurtrissure faite avec un bâton.* A l'origine, il pût se faire qu'il était question d'une blessure résultant d'une pointe de flèche.

En effet l'élément *yi* représentait les hommes armés d'arcs aborigènes et servait à désigner une peuplade barbare, riveraine de la mer Orientale. On voit encore, dans le signe actuel, les deux jambes de l'homme, les deux bras, et l'arc, sous la forme de ce trait quatre fois coudé.

KIAI : Fièvre intermittente et tertiaire.

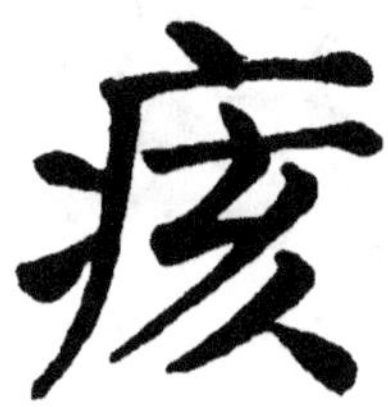

(Figure 120)

Le graphique auxiliaire est lui-même une dérivation du caractère qui représente le cochon. Il serait malaisé de voir ici autre chose qu'un emploi phonétique. Retenons que ce caractère, dans le cycle horaire des Chinois, désigne la période de temps qui s'écoule entre neuf et onze heures du soir. A-t-on voulu spécifier en adoptant cet élément pour figurer la fièvre intermittente, que l'accès se produisait surtout à ce moment-là ? Nous n'insisterons pas sur cette hypothèse osée. Mentionnons seulement que les Chinois considèrent cette période de neuf à onze heures du soir comme particulièrement favorable à la conception.

YAI : Stupidité, idiotie.

Il existe d'autres caractères pour désigner cet état mental. Ici, on ne peut même trouver une explication

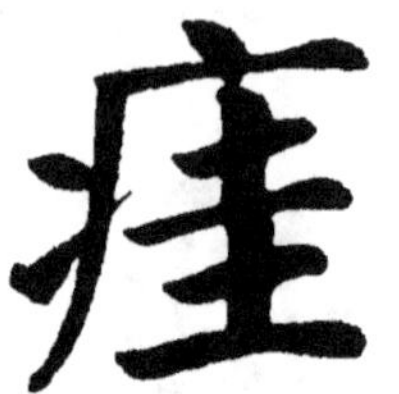

(Figure 121)

phonétique pour justifier le choix de l'élément
adjoint. Il se prononce en effet *koéi* et est constitué de
deux fois le signe de la *terre* (sol), il représente *les
apanages des feudataires anciens*. En d'autres cas, il
prend le sens de : *sceptres envoyés par l'Empereur
pour investir les fiefs*.

Notre sagacité échoue devant l'obscur problème
que lui pose ce caractère.

LAO : Gale.

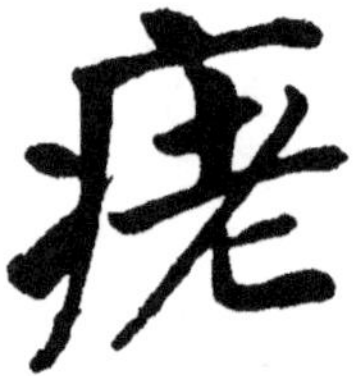

(Figure 122)

Le sens propre de l'élément souscrit, *lào*, est *vieux*,

vieillir, septuagénaire. Il s'analyse : homme dont les cheveux et la barbe se transforment et blanchissent. Faut-il voir en l'emploi de cet élément une simple intention phonétique ou y-a-t-il lieu d'apparenter la maladie de la gale avec le fait du blanchissement sénile du système pileux ? Nous ne pouvons que suggérer l'hypothèse, sans conclure.

NAI : Ennui, dégoût, lassitude, excès.

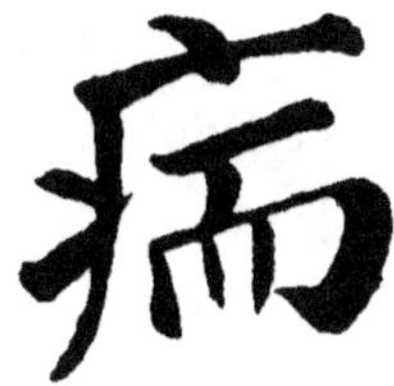

(Figure 125)

Prononcé *nai* comme lui, le caractère est employé souvent avec les mêmes sens pour le caractère figure 42. A ne considérer, qu'en lui-même, l'élément souscrit, on y doit reconnaître : trait horizontal : *le niveau du sol,* trait oblique et traits inférieurs : *les racines d'une plante* (plante à racines non pivotantes), la chevelure souterraine d'une plante. Cet élément se prononce *eûl.*

TS'E : Goutte, la podagre.

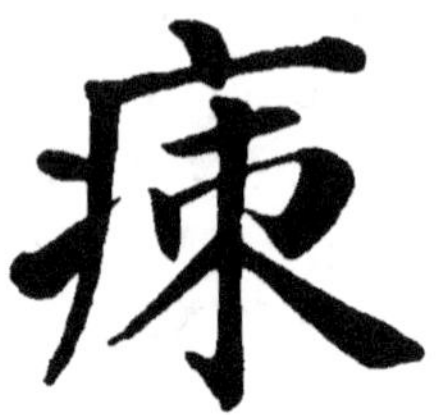

(Figure 124)

Ts'é est ici phonétique sans aucun doute. Pourtant, comme dans quelques cas qui se sont présentés au cours de cet ouvrage, il se joint un sens imagé à l'emploi phonétique de cet élément. *Ts'é*, signifie en effet, *épines*, et le caractère antique de ce mot représentait très exactement un arbre épineux. La goutte est une affection qui pouvait suggérer aux Chinois le souvenir du caractère *ts'é*. La douleur violente, soudaine, provoquée dans les extrémités, par l'accès goutteux n'est-elle pas assimilable, avec un peu de bonne volonté sinologique, à l'introduction inattendue, dans les tissus, d'une écharde, d'une épine malencontreuse autant que cruelle ?..

T'AN : Lassé, surmené.

Le signe auxiliaire est ici composé de deux fois un caractère qui signifie : *la lune au bord u c iel, la*

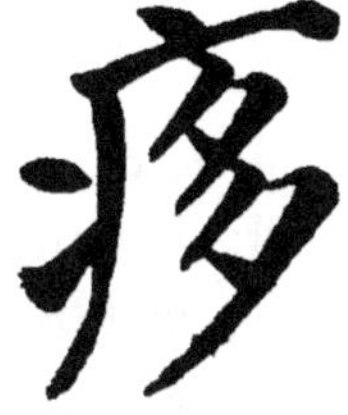

(Figure 125)

lune échancrée par les nuages bas (figure 116). La juxtaposition de ce caractère répété a pris dans la suite le sens de : *beaucoup, réduplication.* Il ne faut expliquer ce choix que par la simplicité d'écriture d'un signe qui se forme en effet très aisément sous le pinceau et qui est très fréquent. Dans le style chinois, comme dans la conversation, le superlatif abonde.

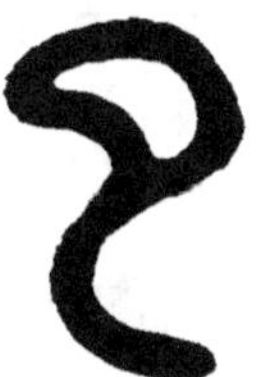

(Figure 126)

On ne remercie pas. On remercie beaucoup. *Sie sie* (merci !) est constamment remplacé par *toūo sie* (beaucoup de mercis !) La fréquence de l'idée de *toūo* (beaucoup) a amené les scribes à adopter ce signe promptement tracé en quatre virgules et deux points

Ceci acquis, nous comprenons mieux le sens descriptif du présent caractère. Quiconque fait beaucoup d'ouvrage, se donne beaucoup de peine, a eu beaucoup de chagrin, est physiquement ou moralement recru, surmené ou lassé. Parlant d'un point de vue général, la maladie dont il s'agit est la maladie des gens qui n'ont pas économisé l'effort, qui se sont dépensés prodigalement, sans compter et qui payent leur surmenage par une dépression, soit de leurs forces, soit de leur volonté. Ce caractère est employé aux lieu et place de tels autres que nous avons déjà rencontrés et qui ont des significations très voisines.

T'ONG : Ulcère suppurant et aussi : gémissement d'un malade.

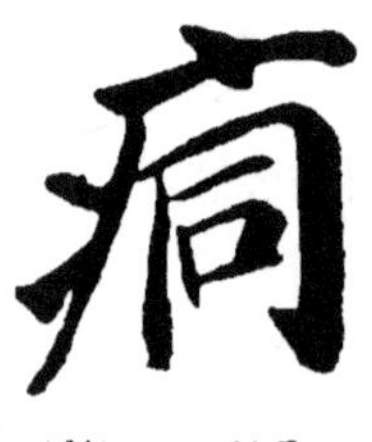

(Figure 127)

Ulcère suppurant et aussi *gémissement d'un malade.*
A considérer le signe complémentaire du radical 104,

en cette maladie, on est presque certain qu'il n'est ici question que de phonétique. Ce signe est, de fait, prononcé *t'ông* comme la maladie elle-même. Néanmoins la recherche étymologique amène à connaître qu'il se compose d'une bouche (le carré) recouverte (le trait horizontal) et enveloppée (le trait deux fois coudé). De là, à supposer que les Chinois ont voulu rappeler la bouche de la plaie couverte de pus et bandée, il n'y a qu'un pas. Il est facile à franchir, mais c'est sous toutes réserves.

En tous cas l'explication du gémissement ne saurait être fournie aussi aisément. Le signe *t'ông* prend aussi, parfois, le sens de *couvercle d'un vase*. Et communément, il signifie : *avec*.

TS'IUEN : Relever de maladie, guérir, être convalescent.

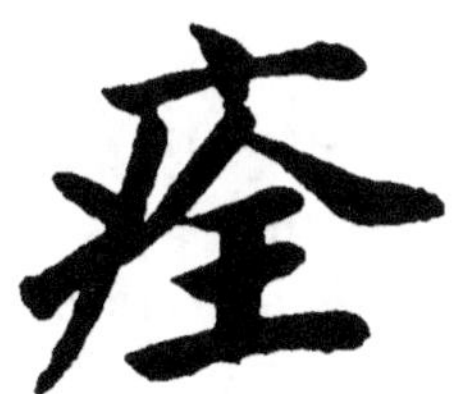

(Figure 128)

Deux versions se présentent. La première, selon

divers auteurs, oblige à lire l'élément souscrit selon
la forme représentée en la figure 129. L'accent cir-

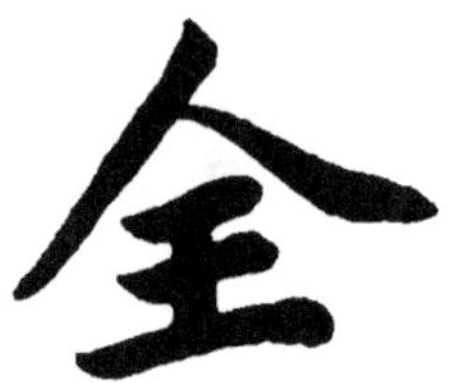

(Figure 129)

conflexe souligné d'un trait, a le sens de *fini, para-
chevé en perfection.* Les deux traits horizontaux reliés
par un trait vertical : c'est l'*équerre*, c'est-à-dire, le
travail.

Adjoint au radical *ni*, cet élément qui aurait été
déformé, comme il advint souvent, se pourrait donc
traduire ainsi : état d'un travail de guérison au
moment d'aboutir à sa réalisation parfaite, autrement dit : bonne convalescence bientôt achevée,
retour à la santé parfaite.

L'élément considéré tel qu'il se présente dans le
caractère *ts'iûen* (un accent circonflexe avec trois
horizontales barrées d'une verticale) n'a aucune relation avec l'idée de *convalescence.* Il signifie pierre de
jade sans tache.

WEI: Contusion, meurtrissure, ecchymose.

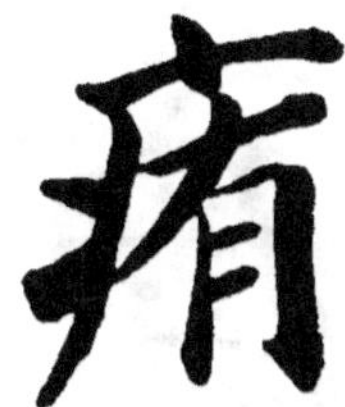

(Figure 130)

L'étymologie ne fournit aucune explication. L'élément intervenant ici est très fréquent dans le langage et l'écriture chinoises. Il se prononce *yeōu* et a le sens de : *avoir*. Sa formation propre est non moins obscure que sa participation au signe actuel, meurtrissure. Il est composé en effet de deux parties dont la première (supérieure) est un des diverses manières d'écrire le mot : *main* et dont la seconde (inférieure) représente le croissant de la *lune*. *Avoir* dans la *main* la *lune* ? Serait-ce là aux yeux des Chinois le fait le plus expressif de la propriété ? Ne cherchons pas.

YANG : Sorte d'ulcère, et aussi, le fait d'être malade.

L'élément représente, d'une façon très stylisée convenons-en, un mouton dont on voit les cornes sur la tête, les quatre pattes et la queue. Ce signe se prononce lui aussi *yâng* comme la maladie ici consi-

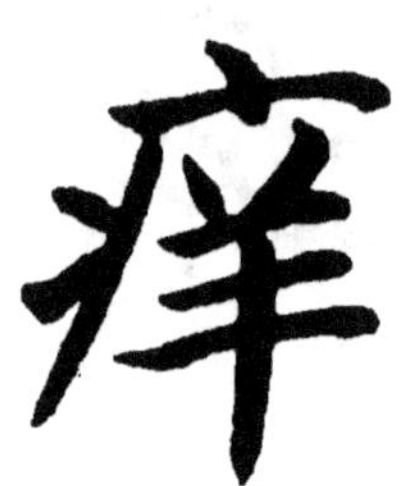

(Figure 131)

dérée. Il y a donc tout lieu de supposer que nous sommes en présence d'une formation phonétique, sans nous attarder à admettre la possibilité d'une corrélation. Toutefois, puisqu'il s'agit d'ulcère, de maux pouvant résulter de l'âcreté du sang, il serait possible qu'originairement ce signe ait été ainsi composé au souvenir de ce que certains alimentations — peut-être viandes de moutons atteints de quelque mal qui les rendait nocifs — déterminaient dans l'organisme des troubles ou des infections de la nature *yâng* (figure 131).

TCHÉ : Boutons noirs et rouges sur le corps. Taches de rousseur. Nævus sur la peau.

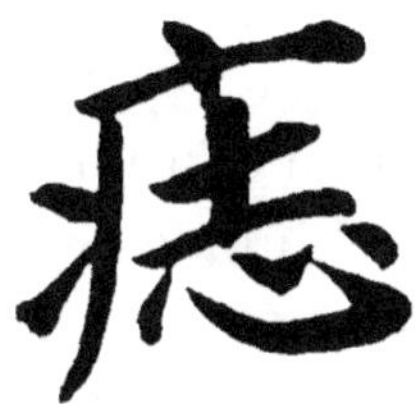

(Figure 132)

L'élément composé du *cœur* (signe inférieur) et du mot *lettré* (signe supérieur), porte le sens de *intention : propos persistant.* Nul rapport avec les maladies désignées.

H'IAO : Asthme, emphysème, tousser.

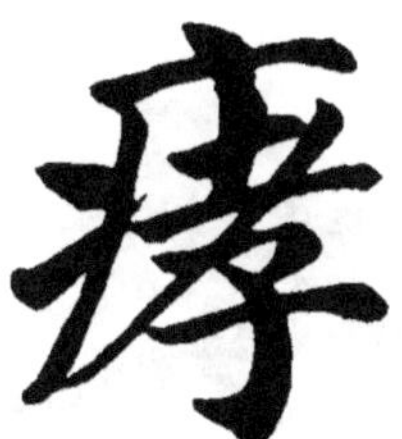

(Figure 133)

Nous avons dit déjà que, en chinois comme en

toute langue, la forme parlée a nécessairement précédé la langue écrite.

Dans le choix des éléments dont se composent les mots, sont souvent apparus, sous le pinceau des scribes primitifs, des signes qui correspondaient aux mêmes sonorités, tout en exprimant des pensées complètement différentes. L'un des sens du mot *h'iáo* est : *tousser*. Il y a là un semblant d'onomatopée qui a suffi à faire adopter, pour désigner la toux, un autre signe *hiáo* qui, lui, veut dire : *piété filiale* .Le peuple, de tout temps disait *h'iao* pour parler de la *toux* ou de *l'asthme*. Il disait aussi *h'iao* pour exprimer la *piété filiale*. Il y eut un emprunt facile, puisqu'on n'eut qu'à souscrire le *hiáo* des fils pieux au radical 104 pour obtenir le caractère cherché .

KANG : Maladie indéfinie, guérissement progressif.

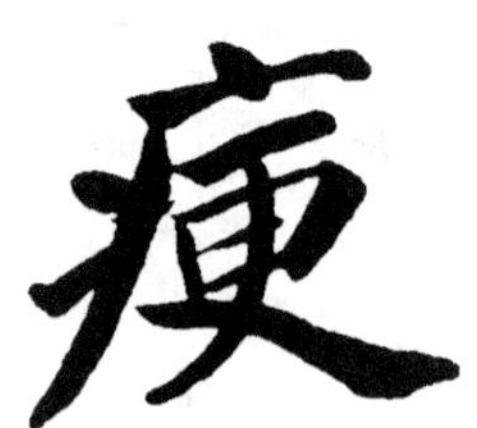

(Figure 131)

L'auxiliaire qui prend place sous le radical *ni*,

signifie *changer, améliorer*. Sa formation antique, très dénaturée par l'aspect actuel, rapprochait deux signes dont le premier (supérieur) correspondait à l'idée d'un malheur (voir *pĭng.* figure 100 et comparer avec l'élément supérieur de la figure 135) et dont le second (inférieur) figurait une main intervenant dans une situation. Au résumé : une main intervenant dans une situation malheureuse (figure 135) ; prononciation : *kēng.*

Ce signe double, condensé sous l'apparence qu'on lui voit aujourd'hui, adjoint au radical 104 signifie :

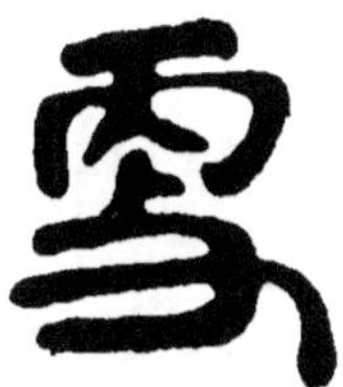

(Figure 135)

maladie vague et surtout *guérissement progressif*. L'idée d'intervention utile, de main reconduisant le patient à la santé, se laisse deviner dans cette utilisation du caractère *kēng*.

PI : Rhumatisme.

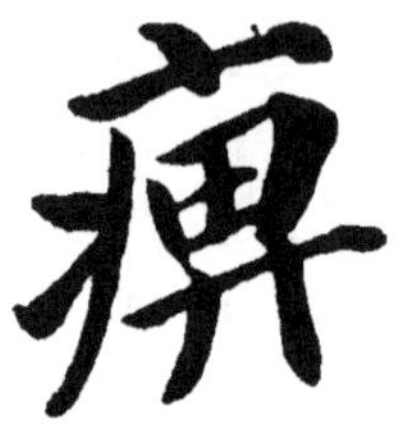

(Figure 136)

Phonétique. L'élément *pî* figure assez clairement un objet posé sur une crédence.

LI : Dysenterie. Flux, diarrhée.

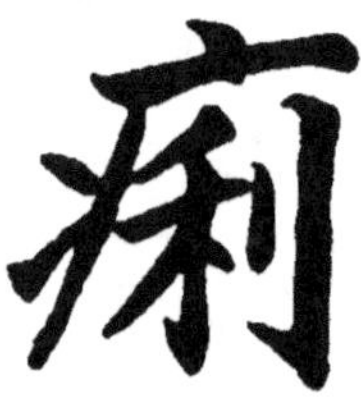

(Figure 137)

Il serait en vérité imprudent de chercher ici quelque explication étymologique. On s'égarerait volontiers On lirait l'élément *épée* (deux traits verticaux) comme *faucille*, et l'élément de gauche comme *céréales*, ce qui n'ajouterait pas grande lumière au sujet.

A moins que, non sans fantaisie, on ne prête aux anciens Chinois la pensée qui assimilerait au geste tranchant des faucilles parmi les récoltes, la douleur non moins tranchante, — la tranchée — qui accompagne le mal ici décrit. Mais, s'il nous est agréable de noter cette version, parce que nous-même et malgré notre parti pris de prudence, nous cédons à la tentation d'interpréter quand même, nous nous ferions reproche de ne pas prévenir le lecteur de tout ce qu'il y a de problématique dans une telle suggestion. A force de prêter de l'ingéniosité aux Chinois, nous ne voudrions pas qu'on nous fît le reproche d'en avoir plus qu'eux-mêmes.

MEI : Anxiété causant une maladie, mal provoqué par les soucis, langueur.

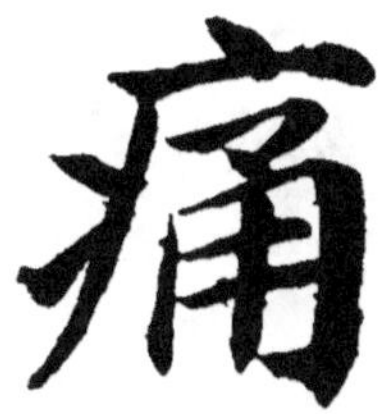

(Figure 138)

C'est un emploi phonétique et qui n'appelle point de commentaires.

P'I : Occlusion intestinale. Point de côté.

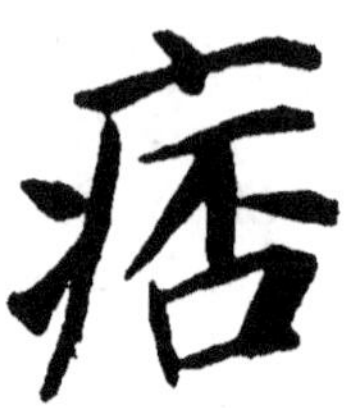

(Figure 139)

Ici encore, le désir d'expliquer à tout prix pourrait conduire à des déductions pour le moins osées. Nous en laisserons l'audace aux lecteurs à qui ne font pas peur les hypothèses sans fondement. A considérer que l'élément souscrit signifie *négation, ne pas* (la bouche avec le signe *pou*, ne pas), à se souvenir que la maladie *p'i* est celle de l'obstruction intestinale, chacun pourra imaginer à son gré en rapprochant les deux faits. Nous ne pouvons écrire à quelle conclusion rabelaisienne aboutira la confrontation des idées : mais chacun comprendra notre réserve.

P'i signifie aussi *gastrite*.

POU : Atrophie. Fatigué.

L'élément souscrit fig. 110, prononcé *fou*, sert à désigner un homme qui est devenu père. Donc pas de

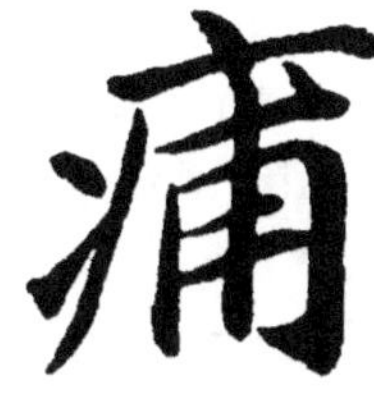

(Figure 140)

sens. Simple phonétique légèrement déformée, la prononciation *fòu* étant devenue *pòu* après l'annexion au
radical 104.

CHA : **Choléra.**

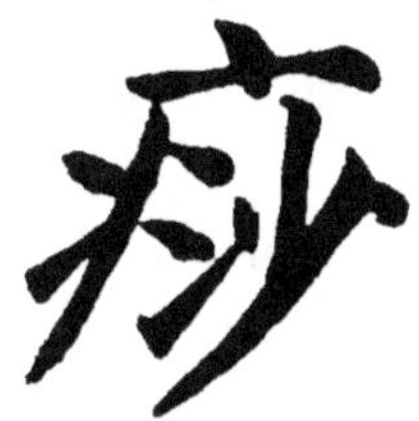

(Figure 141)

Le signe souscrit *chà*, de même prononciation que
la maladie elle-même, (figure 141) correspond à l'idée
du sable, d'une grève découverte. On y voit en effet
à gauche les deux gouttes d'eau qui, si fréquemment
dans l'écriture chinoise, expriment l'idée de l'*eau*, et
à droite un groupe de traits signifiant sable *(chào)*.

Par adjonction au radical *ni*, cet élément *chà* prend
le sens de choléra. Ici encore deux possibilités : ou
bien un emploi phonétique auquel on est venu par un
raisonnement analogue à celui que nous avons exposé
pour *h'ido* (figure 133) ou bien, le résultat d'une observation, consigné spirituellement. Le choléra, les maladies infectieuses et de caractère épidémique, se pro-
pagent avec une particulière rigueur lorsque les eaux
sont basses dans les fleuves, c'est-à-dire (voyez le
radical adjoint) lorsque l'*eau* retirée laisse à découvert
le sable. Alors, les miasmes, alors, les causes d'infec-
tion... l'explication est tentante à déduire. Les Chinois
y ont-ils fixé leur pensée? Rien ne le prouve. Mais la
présence d'un élément si descriptif encourage à croire
qu'ils ont voulu associer, dans le caractère *chà*, l'idée
de la maladie contagieuse et de l'une des causes qui la
peuvent provoquer.

**CHAN : Une souffrance qui fait frissonner.
Le frisson au début d'une fièvre.**

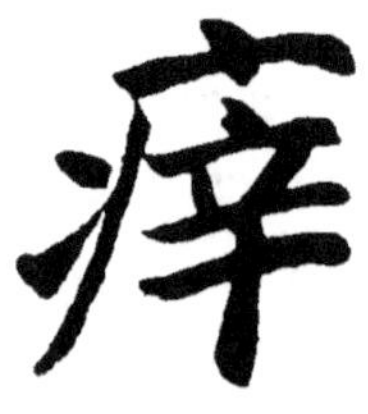

(Figure 112)

Comment établir une analogie entre un mal de ce genre et le sens propre au radical souscrit, qui signifie : *offenser son supérieur* ? Un auteur élargit cette signification jusqu'à celle de *peine, amertume*, soit que l'offenseur ait regret de son acte, soit qu'il s'attende à en être châtié.

Mais encore ? Faut-il lier ce sens élargi : *amertume*, avec la nature du mal décrit par les Célestes dans la constitution du présent signe ? L'apparentement est possible. On voit en Chine, de déductions en déductions, marier des idées qui sont encore beaucoup moins cousines.

FAN : Boutons de fièvre.

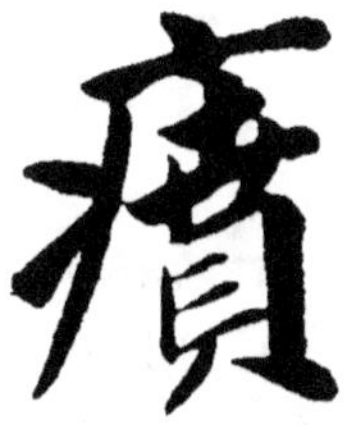

(Figure 143)

Il n'y aurait pas d'étymologie possible si l'on considérait ici l'élément souscrit sous son sens de *brave, hardi, vigoureux, ferme, vaillant*. Mais n'est-il pas permis d'analyser le dit élément et d'y voir, fort aisément, l'image même du mal que voulurent, par ce signe qualifier les Chinois ?

En décomposant on trouve en haut, trois petites croix qui dans l'écriture figurative répondent à l'idée de *fleur, floraison*. Deux suffisaient côte à côte pour exprimer cette idée. Dans la plupart des cas, toute évocation de la fleur se traduit par ces deux croix, dont le tracé n'est pas identique mais que, dans ce recueil, nous ne croyons pas devoir expliquer davantage. Les scribes, pour décrire plus complètement le visage où les petits boutons-fleurs, boutons de fièvre apparaissent, ont souligné l'idée de la floraison en ajoutant une troisième croix.

A la partie inférieure du signe, on voit un rectangle avec, intérieurement, deux traits horizontaux.

En dessous, solidaires de ce rectangle, deux petits traits obliques. C'est là une transcription moderne d'un signe antique qui représentait l'œil humain regardant de divers côtés, ainsi que l'exprimaient les traits obliques.

Si donc maintenant nous considérons l'élément souscrit dans la figure 143, nous y déchiffrons, d'ensemble, le sens suivant : *Petits boutons, floraison* épidermique que l'on *voit* sur le visage (lorsque l'on a de la fièvre). Avec adjonction du radical *ni*, le signe prend ainsi le caractère d'une maladie. Sans le radical *ni*, il recouvre son sens de *brave, hardi*, etc.

SIAO : Migraine, névralgie frontale.

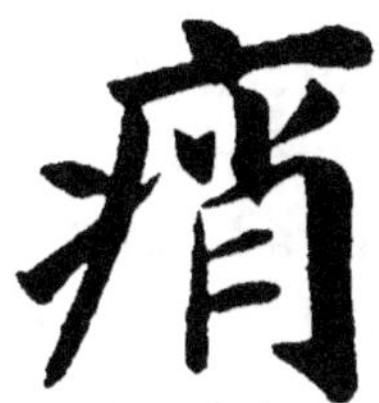

(Figure 144)

On a remarqué que, depuis un certain nombre de caractères, nous n'avons qu'assez rarement l'occasion de définir le sens du signe considéré, par la nature descriptive de l'élément souscrit. Nous ne prétendions point, au reste, forcer le génie des Chinois et, pour le plaisir de proposer à nos lecteurs des analyses plus ou moins pittoresques, décortiquer tous les signes de la clé 104 jusqu'à inventer pour chacun une explication figurative.

Qu'on veuille bien un instant généraliser la difficulté que nous éprouvons si souvent à expliquer autrement que par une phonétique. Il en va de même pour une multitude de caractères chinois, situés sous les 214 clés. Et c'est là une constatation qui détruit, insistons-y encore, une fable trop souvent répandue, selon laquelle l'écriture des Célestes ne serait qu'un ensemble de dessins expressifs, lisibles par l'image qu'ils portent en eux. Nous avons déjà eu l'occasion de constater

que bien des caractères ont été composés par l'utilisation d'éléments graphiques, possédant un sens profondément différent du sens qu'ils expriment lorsqu'ils
sont conjugués avec d'autres éléments faisant le plus
souvent fonction de radicaux. C'est le mécanisme,
très souvent arbitraire, de la phonétique qui a servi
les scribes embarrassés ou qui a confirmé sous le
pinceau, la longue tradition consacrée par l'usage.

Nous avons cru devoir rouvrir ici cette parenthèse
grammaticale pour bien faire comprendre à nos lecteurs
qu'ils n'ont point lieu de nous taxer d'ignorance en
nous voyant classer tant de signes dans la formation
phonétique ; les obscurités que nous avons rencon-
trées sous la clé 104 et qui vont maintes fois encore
revenir sous notre plume, sont communes à toutes les
clés.

Pour en revenir au caractère *siáo* (*migraine*) nous y
voyons, comme élément souscrit, un signe supérieur
qui a pour sens *petit* (l'oiseau, petit, volant, ailes
basses dans le ciel) puis, un signe inférieur qui est une
dérivation d'un autre signe dont le sens est *chair*.
Explication : petite chair (?) C'est-à-dire, par amplification... chinoise : *petite chair pareille à grande chair.*
Exactement parlant : ressembler à son père, imiter,
ressembler, pas dégénérer.

Voilà une hérédité singulièrement tirée par les cheveux. Et tous ces détours, nous conduisent... à un emploi phonétique, pur et simple.

SOUAN : Engourdissement, anesthésie, rhumatisme.

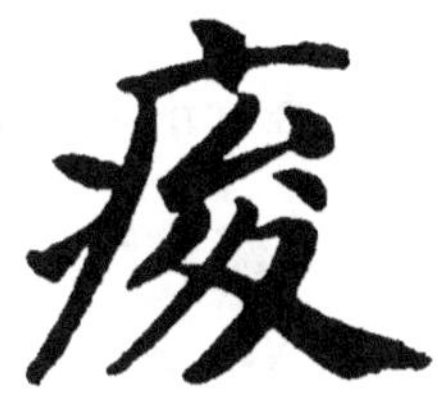

(Figure 145)

Phonétique. — L'élément signifie : *marcher avec dignité*. Donc, aucun rapport avec la maladie.

TEOU : Petite vérole.

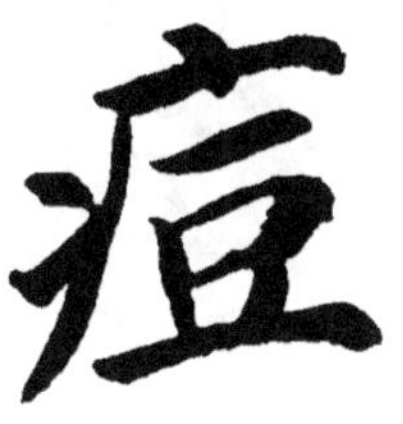

(Figure 146)

L'élément souscrit se prononce lui aussi *téou*, mais nous ne sommes pas ici en présence d'une phonétique puisque ce mot auxiliaire a la signification de *haricot, petit pois*. Sans qu'on puisse l'affirmer positivement, on peut prévoir une assimilation du haricot, du petit pois, avec les boutons de la petite vérole.

La formation antique du mot *téou* était celle d'un vase (figure 147) où l'on servait la viande, coupée en petits morceaux, et où l'on conservait les pois, les fèves, les vesces. Par extension, le terme affecté au

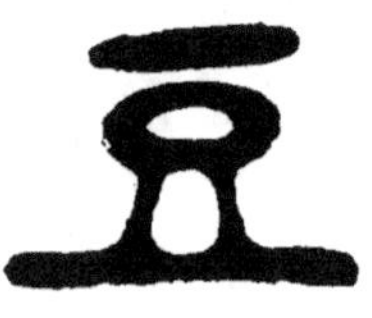

(Figure 147)

contenant a désigné le contenu. Le pois s'est appelé *téou*.

T'OU : Calvitie.

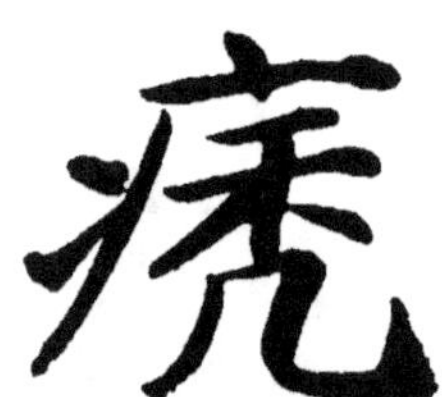

(Figure 148)

Voici une image expressive. A considérer l'élément

adjoint, on y voit (partie haute) le signe des *céréales*, et (partie basse) celui de *l'homme*. Et avec un peu de complaisance, on atteint à la pensée humoriste des Chinois.

Le signe des céréales, tel qu'il est ici présenté, prend généralement le sens de *moissons finies*, et par extension *terre dégarnie de ses céréales*.

Un homme qui offre l'aspect d'une terre dégarnie de ses céréales est assurément un chauve. Son crâne dénudé évoque ces prairies où est déjà passé le moissonneur. La calvitie est ainsi décrite fort joyeusement.

Le vocabulaire populaire français a imaginé une expression non moins comique, pour désigner le chauve, en faisant intervenir — on s'en souviendra — l'innocent cresson des fontaines.

T'ONG : Douleur.

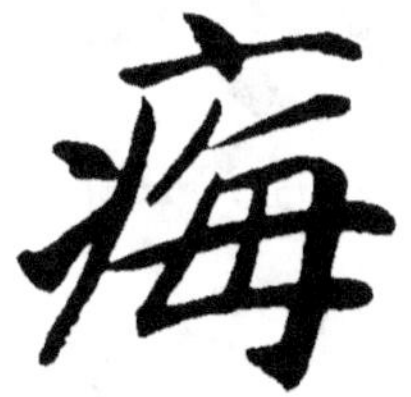

(Figure 149)

L'élément souscrit se prononce *yong*. Ses sens principaux sont : *usage, se servir de, employer, parce que, au moyen de,* — *Dépense.* Sa formation étymologique correspond à l'idée de l'éclosion des fleurs.

On ne peut s'expliquer quelle raison le fit adopter pour élément souscrit au radical *ni*, en correspondance à l'idée de la *douleur.* C'est une phonétique « par à-coup » peut-être, si l'on se souvient que le caractère *yóng*, adjoint à d'autres éléments se prononce, dans plusieurs cas, *t'óng*.

TCH'ANG : Gonflement.

La ligne antique d'où est sorti l'élément qui accompagne ici le radical des maladies représentait, assez arbitrairement, une mèche de cheveux pincée à sa

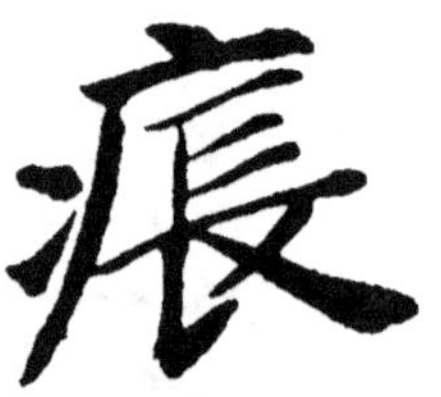

(Figure 150)

partie inférieure par une boucle ou un lien. Il signifiait *gonflement, renflement,* en rappel du mouvement épanoui qu'affectent les cheveux maintenus, noués ensemble.

Médicalement, l'idée d'un gonflement — hydropisie, tuméfaction d'un abcès, etc... — a été transcrite par la conjugaison de ce signe lointainement descriptif et de la clé 104 (voir page 47, fig. 8).

TCHÈ : Stupidité, débilité mentale.

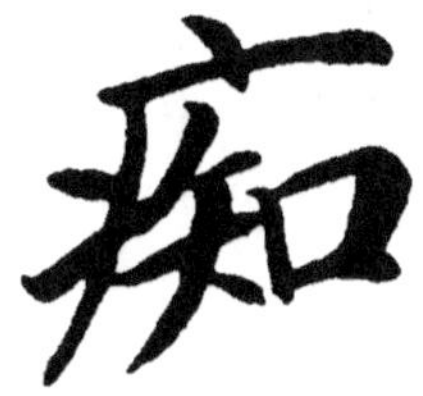

(Figure 151)

Nous avons, — notamment, en la figure 111, — eu l'occasion d'expliquer la formation du caractère correspondant à l'idée de *flèche, javelot*. Nous retrouvons ce caractère combiné avec celui de la *bouche* qui ne nous est pas moins connu. L'ensemble sous le radical *ni* signifie : *stupidité*. L'explication est ingénieuse. Quelqu'un qui est atteint de stupidité, s'exprime maladroitement, ne sait pas assembler ses idées, a un vocabulaire pauvre, et ne possède aucune sûreté dans la déduction. Ce qui sort de sa bouche manque le but, autant dire ne réussit pas à traduire ses pensées.

Cet infirme d'esprit est dans la situation d'un archer qui, tout en possédant la flèche, ne sait pas s'en servir.

Au contraire, l'homme mentalement sain possède une bouche d'où les paroles s'élancent comme des dards bien ajustés. Il persuade comme la flèche atteint la cible, en frappant l'adversaire par la justesse du raisonnement. Quiconque n'a ces qualités, est incapable de s'exprimer clairement, nettement. Et le « stupide » est, de tous ces mauvais manieurs du langage, le plus éprouvé, le plus caractérisé. Aussi le dit-on atteint de la *maladie de la bouche inapte à décocher le mot.*

TCHOUO : Engelure.

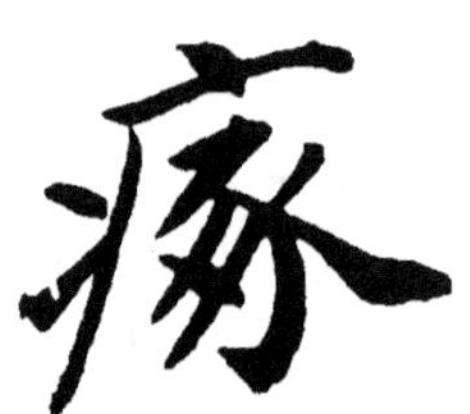

(Figure 152)

L'élément souscrit a le sens de : porc dont les deux pattes de devant sont entravées. Tout laisse entendre qu'il s'agit là seulement d'un emploi phonétique. Peut-être l'engelure fût-elle graphiquement représentée ainsi parce que les Chinois des campagnes, pour atténuer la souffrance qu'elles provoquent, l'enduisent de graisse de porc.

Le signe du *cochon*, avec ou sans les pieds entravés, participe à la composition de beaucoup de caractères. On le trouve entre autres dans *hoûn : cabinet d'aisances*. Les porcs en effet, dans tout l'ex-empire, sont fréquemment chargés de certaines besognes de nettoyage. On retrouve le signe, sans entrave, dans le mot *famille*. Non qu'on puisse prétendre, ainsi qu'il a été assez naïvement écrit, que la présence du cochon dans le signe de la famille s'explique par le fait qu'une famille chinoise n'est pas considérée comme complète s'il n'y existe au moins un cochon (!) il convient de reconnaître que, chez les Célestes, le porc, dans la plupart des maisons, a le libre accès des appartements, ainsi qu'il advient du chien, en nos pays.

FEI : Enflure.

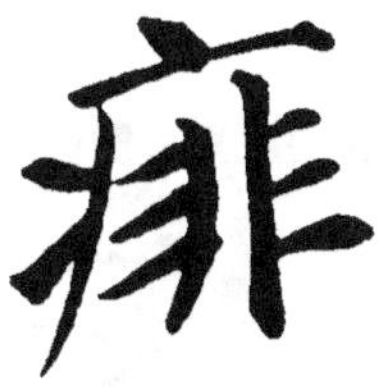

(Figure 153)

Fei est ici élément phonétique. C'est là une figure bisymétrique qui représente deux parties se tournant le dos, et qui représente une idée d'opposition, de contradiction, de négation.

KI : Indisposé.

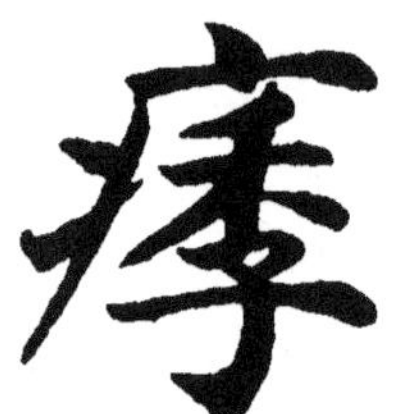

(Figure 154)

Combiné avec le signe du *cœur*, l'élément phonétique *ki* signifie *trouble*. On peut admettre l'hypothèse assez vraisemblable qu'à une époque indéterminée, dans le travail de refonte générale des signes anciens, les scribes ont, pour exprimer la maladie d'ordre général : *indisposé*, utilisé le graphisme du signe *rouble*, en négligeant d'y adjoindre le *cœur* sous le radical *ni*.

K'IANG : Suffocation.

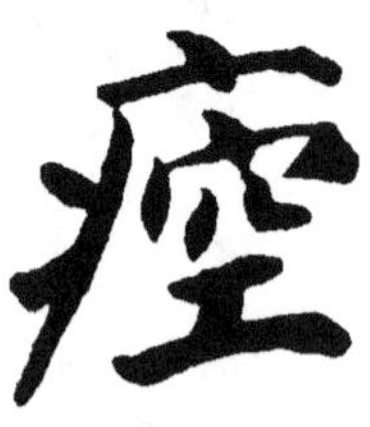

(Figure 155)

Aucune explication plausible ne saurait être donnée de la formation du caractère *k'iâng*. On y voit l'*équerre* qui, combinée avec un autre élément prend le sens de *trou, vide, interstice.*

K'IANG : Frisson.

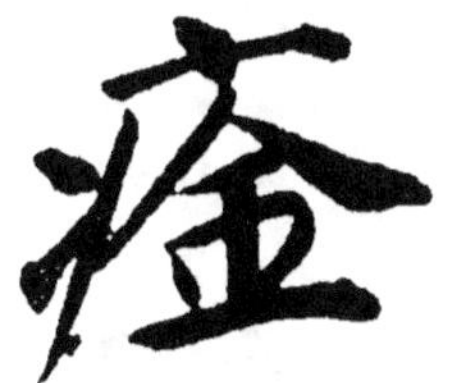

(Figure 156)

Nous avons vu en étudiant le caractère *lâo* (figure 37), que parmi les poisons les plus connus en Chine figurait l'*or*.

C'est ici le signe de l'or qui est souscrit au radical *nt*.

Dans sa forme antique (figure 157) il représentait

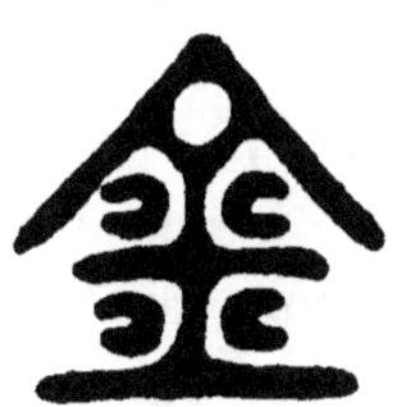

(Figure 157)

quatre pépites enfouies sous la terre. Il n'est resté,
dans le signe actuel, trace que de deux pépites figurées
par les deux traits obliques.

La seule explication que pourrait, devant le mot :
frisson, oser l'étymologiste, serait une généralisation à
tous les frissons, de ce frisson mortel qu'éprouve
l'empoisonné lorsqu'il a absorbé l'or. Nous ne donnons
d'ailleurs cette formation que sous toutes réserves.

KOU : Mal invétéré.

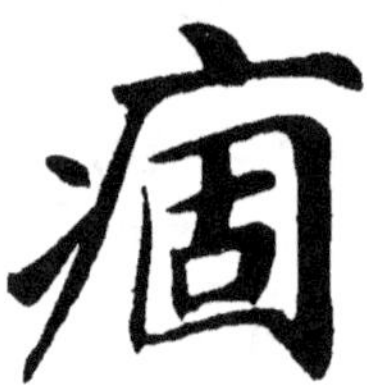

(Figure 158)

Dans la figure 90, nous avons analysé le caractère :
toute maladie chronique ou incurable. Une très grande
similitude existe entre ce caractère et celui de la
figure 158. L'élément de la figure 90 y est entouré
d'un carré qui accentue, par son sens *d'enclos*, l'idée
du signe circonscrit. Ce signe, on le sait, est constitué
de deux parties : la croix dont le sens est *dix* et la
bouche : *ce qui a passé par dix bouches*, ce qui est ancien, invétéré.

KOUAN : Mélancolie, lypémanie.

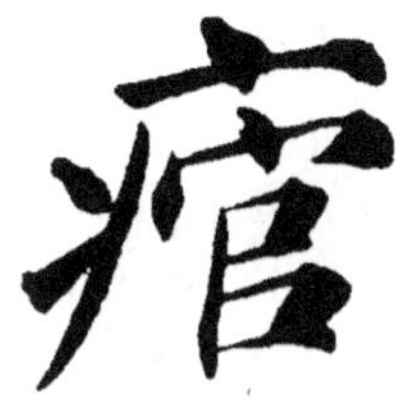

(Figure 159)

L'élément souscrit, signifie *mandarin*.

La mélancolie n'étant pas, que nous sachons, une maladie strictement réservée en Chine, aux seuls mandarins, il faut conclure à l'emploi phonétique.

LAI : Lèpre, eczéma.

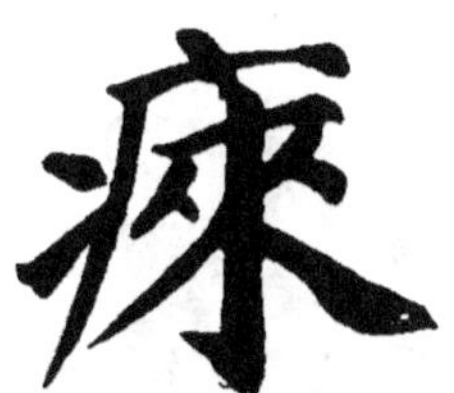

(Figure 160)

Le signe *lâi*, — phonétique — représentait, aux temps antiques les épis barbus pendant autour de la tige, surtout lorsqu'il s'agissait d'une sorte d'orge dont le peuple alors se nourrissait presque exclusivement.

Le mot *lái* aujourd'hui correspond à l'idée de *venir*, car, disent avec beaucoup de complaisance, les anciens auteurs, les grains dont on se nourrit *viennent*..... eux aussi du ciel. C'est une interprétation plutôt élastique que nous donnons comme curiosité, et aussi comme preuve de ce que certains philologues ne sont jamais embarrassés.

Si nous songions à adopter ici leurs souples méthodes, nous ajouterions bien volontiers : « Et la lèpre ? Elle vient aussi du ciel ? Et c'est bien pourquoi les Chinois l'ont désignée par ce caractère figure *lái* ». Ce sont là des jeux charmants. Mais la version phonétique est de beaucoup plus rassurante.

LIN : Dysurie.

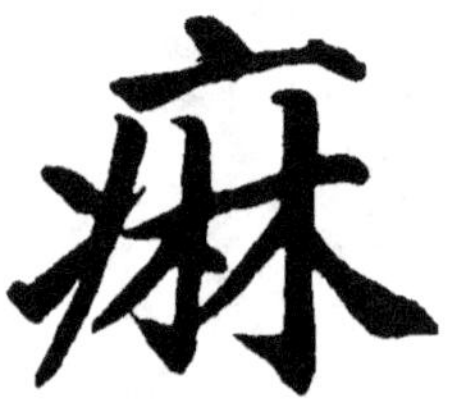

(Figure 161)

Lin, fait excellemment image. Il signifie : *bois, bosquet*. On y voit en effet deux arbres côte à côte ; tronc, branches supérieures, branches retombantes. Avec le radical 104, ce bosquet devient la *dysurie*. Il y a là un mystère que nul ne percera jamais par les moyens du raisonnement le plus sagace. Nulle recherche à faire, d'ailleurs. *Lin* est phonétique.

MA : Grêlé. Engourdissement, anesthésie.

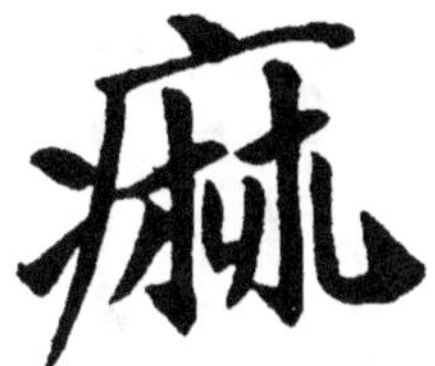

(*Figure* 162)

Nous voyons, en *mâ*, sous le radical *ní*, deux éléments semblables qui se traduisent par : *filasse préparée, fibres textiles.* Quel rapport avec l'engourdissement ? De plus savants que nous n'ont pu le préciser.

NEUE : Maladie indéterminée.

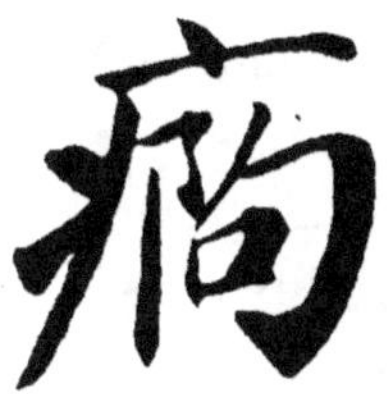

(*Figure* 163)

L'élément souscrit signifie *colline, lettre explicative, conventionnelle*. Il ne fait ici fonction que de phonétique et se prononce *néue*.

PENG : Ménorragie, métrorragie.

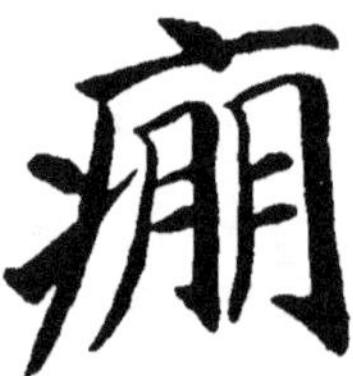

(Figure 164)

La queue de l'oiseau *fông* — le phénix — était autrefois représentée par la figure 157. Cet oiseau

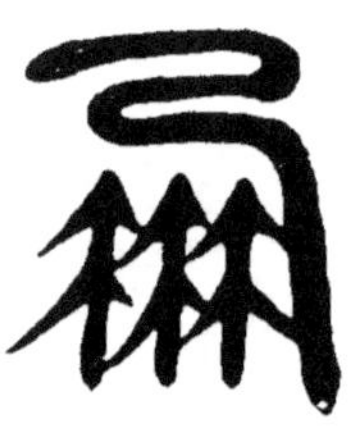

(Figure 165)

était appelé *pēng* en certaines provinces. Depuis on a créé pour le désigner, plusieurs noms. L'élément *pēng* a pris le sens de *ami*.

Il est ici phonétique uniquement.

WEI : Malade, infirme, impotent.

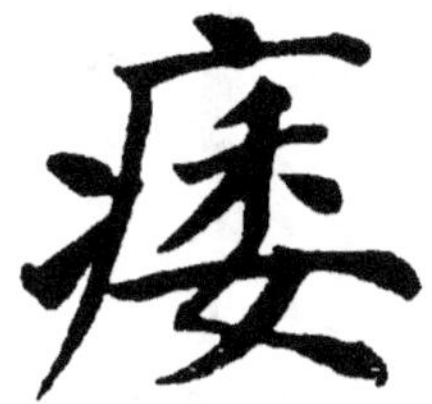

(Figure 166)

L'étymologie de l'élément souscrit est assez élégante. En haut, on y reconnaît les *céréales* et par extension la *souplesse* de la tige balancée par le vent. En bas, c'est la *femme*. D'ensemble le caractère signifie : le rôle de la femme est d'être souple et docile, et, par amplification : savoir souffrir, savoir endurer comme le fait la femme. *Wēi* est la maladie de celui qui est atteint depuis assez longtemps pour savoir souffrir sans s'étonner de son mal ni s'en plaindre. C'est l'*infirme*, c'est l'*impotent*.

TS'OUEI : Affaibli, usé.

On rencontre sous la clé 104, en *t'souéi*, l'image, très déformée depuis sa formation primitive, du soldat, du satellite chinois, avec son uniforme composé d'un

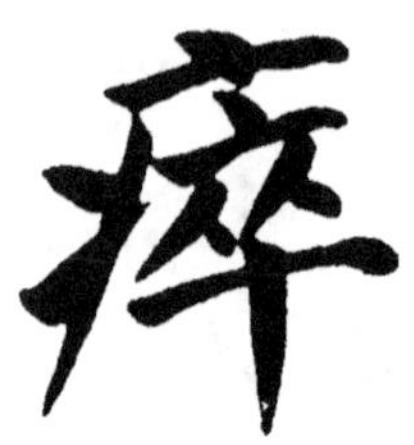

(Figure 157)

habit ordinaire avec plastron qui, de loin désignait l'homme d'armes. D'où l'idée, d'uniforme et aussi, et surtout, celle d'accident subit, inopiné, de la fin inattendue, de la brusque mort, les guerriers étant exposés à trépasser dans le moment où ils s'y attendent le moins.

La maladie *ts'ouéi* est graphiquement représentée par l'emploi de ce signe aux sens si éloignés de l'idée d'affaiblissement et d'usure physique. Il faut la lire : maladie de quelqu'un, qui, tel le soldat, peut mourir d'un moment à l'autre. L'usure de ses organes, sa faiblesse ne condamnent-elles pas en effet le patient à une fin prochaine ?

YA : Enrouement, laryngite.

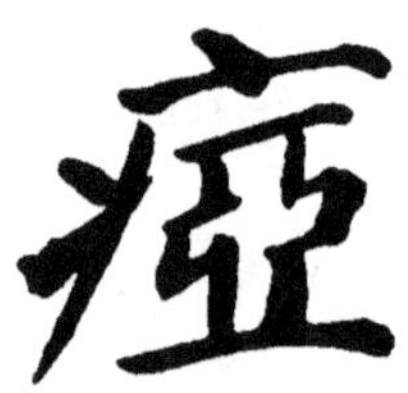

(Figure 168)

L'élément représente une équerre déformée en deux sens, d'où : *laid, mal fait, difforme.*
Phonétique.

YU : Sang extravasé.

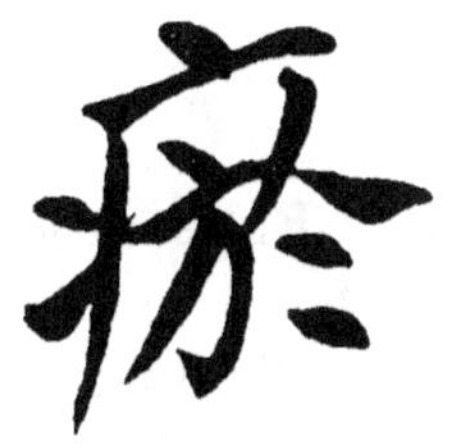

(Figure 169)

Yù souscrit est une contraction arbitraire du mot signifiant l'*oiseau corneille.* — Phonétique.

TCHONG : Ascite.

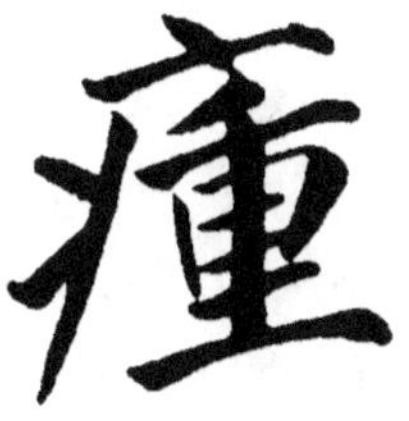

(Figure 170)

La formation très archaïque de l'élément

évoquait l'idée d'un homme debout sur le sol et s'efforçant de soulever la terre. Par extension : *poids lourd*. Faut-il en rester à la version phonétique ou supposer que les Chinois, décrivant l'hydropisie ont voulu se souvenir de cet homme décrit par le caractère d'antan, comme portant avec lui le poids d'un monde, en l'espèce, son ventre exagérément distendu?

FONG : Folie, manie.

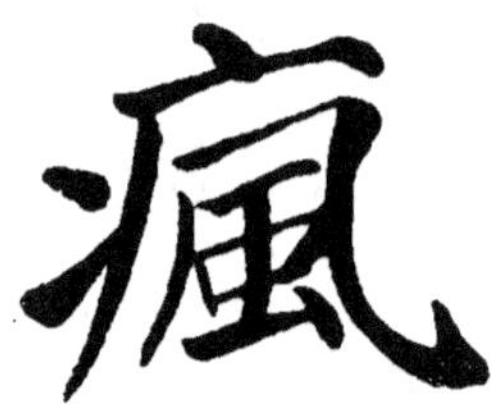

(Figure 171)

Fông qui pourrait aussi, en ce caractère, être une phonétique représente l'enveloppe céleste avec, à l'intérieur, l'image stylisée d'un insecte. C'est : *le vent*, qui, selon les Célestes, engendre les insectes et les transporte d'un pays à l'autre.

Certains auteurs ont proposé pour justifier, dans le mot *folie, fông*, la présence du caractère *vent*, la version suivante : l'homme qui a du vent dans la tête, les idées en déroute, comme les insectes emportés par la bourrasque.

HEOU : Tache, verrue.

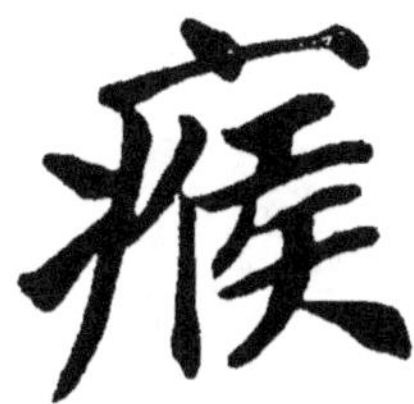

(Figure 172)

Héou est phonétique. Retenons en passant son sens propre : homme visant la cible avec une flèche lors du festival du Printemps (sens antique). Le sens moderne le plus généralement usité est celui de *noblesse, marquis.*

HOUAN : Souffrant, malade.

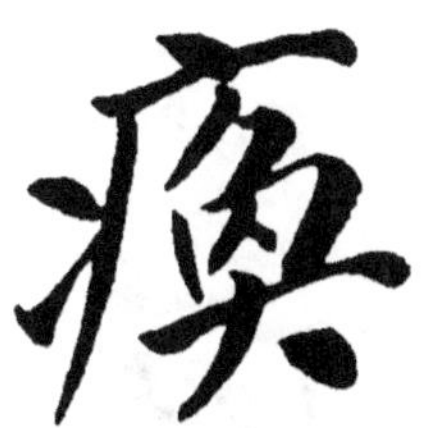

(Figure 173)

Houân souvent signifie *changer, échanger.* Il est phonétique à moins qu'on ne lise le caractère :

Situation d'une personne qui a échangé l'état ordinaire (santé) contre un autre état (maladie).

K'I : Rage, fureur.

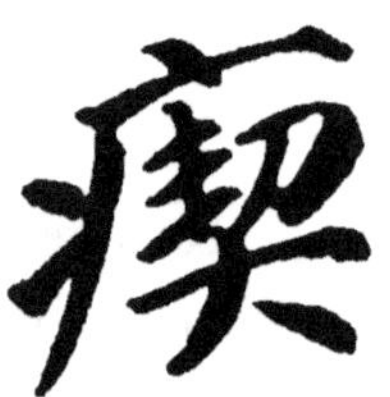

(Figure 174)

Phonétique. — L'élément donne : entailler avec un couteau, une baguette aide-mémoire (analogue à nos baguettes de boulangers) et un homme. D'ensemble : homme présentant ses titres de propriété.

KIA : Vers, obstruction.

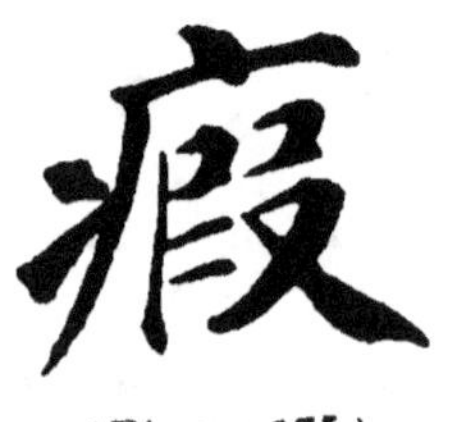

(Figure 175)

Kiâ, phonétique souscrite, signifie : *faux, emprunté.*
Originairement, «avec deux peaux », avoir une peau
d'emprunt.

LA : Mortel, funeste.

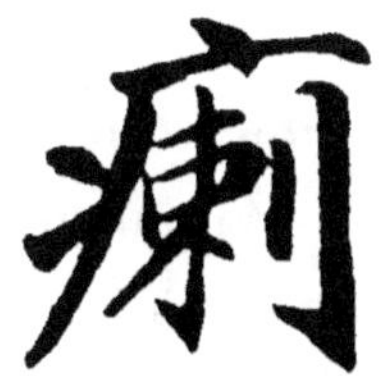

(Figure 176)

Figure très expressive. A gauche, dans l'élément,
l'*arbre* lié à une certaine hauteur, et à côté de lui,
deux traits verticaux qui sont une stylisation du
couteau. C'est l'arbre que l'on a décidé d'abattre.
Il est lié et déjà le bûcheron frappe à son pied.
Encore un peu et le tronc s'abattra sur le sol. Il
subit le sort *funeste*, il reçoit le coup *mortel.* La maladie mortelle est celle du patient qui, comme l'arbre
symbolisé en la signe *lâ*, verra bientôt s'approcher
celle qui fauche sans pitié parmi les hommes.

P'IEN : Paralysie.

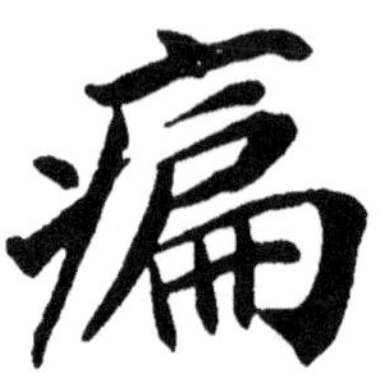

(Figure 177)

L'auxiliaire figure, sous une forme moderne très abrégée, l'inscription, la pancarte destinée à être placée au-dessus d'une porte. Ce signe prend aussi le sens d'*objet plat*, ces inscriptions étant généralement gravées sur une tablette.

P'ién est ici phonétique.

T'OU : A bout de forces.

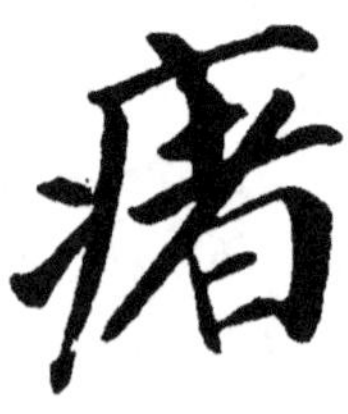

(Figure 178)

Le sens antique du signe souscrit, *t'oû*, n'a jamais

été expliqué. C'est l'un des assez rares caractères chinois où la science des analystes ait été complètement mise en déroute.

TSIOU : Ratatiné, contracté.

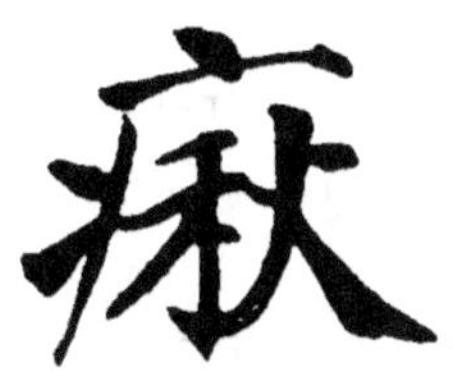

(Figure 179)

Ici encore l'image est des plus expressives. Nous connaissons, pour les avoir plusieurs fois rencontrés en quelques signes étudiés ici, les éléments des *céréales* et du *feu*. C'est eux que nous retrouvons accolés sous le radical *ni* dans le caractère qui signifie *Tsióu : ratatiné, contracté.*

Le choix de ces éléments évoque l'idée des herbes recroquevillées aux mois d'été, lorsque sévit une excessive chaleur. Le *feu* du ciel brûle les *céréales* et, par extension, les végétaux. Un membre contracté est, dans l'esprit des scribes, assimilable aux brindilles désséchées sous le soleil estival.

YU : L'état d'un malade qui s'affaiblit.

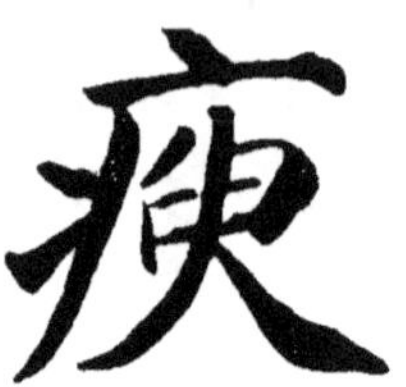

(Figure 180)

De chaque côté d'un homme, représenté par deux écarts obliques et rejoints (figure 10), sont figurées deux mains. Ce signe, d'ensemble, a pour sens : *tirer*. Faut-il le lire ici : l'homme affaibli parce qu'il est émacié, tiré par le mal? Ou plutôt vaut-il mieux y voir la traduction de l'état épuisé d'un malade, assez privé de forces pour ne pouvoir se tenir debout qu'avec le secours de deux mains amies?

YANG : Ulcère.

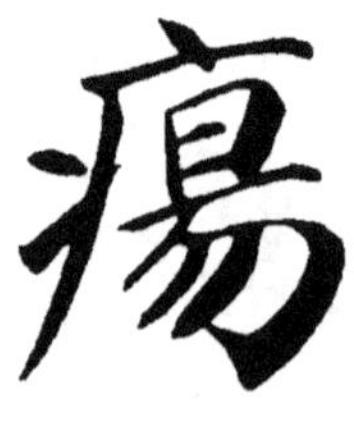

(Figure 181)

L'élément montre le *soleil* élevé *au-dessus* de l'horizon et dardant ses *rayons*. Il serait présomptueux de chercher à établir un lien entre ce signe et l'ulcère qu'il définit lorsqu'il est adjoint au radical 104.

Il ne joue ici, prononcé *yâng* lui-même, qu'un rôle phonétique.

YU : Guérison.

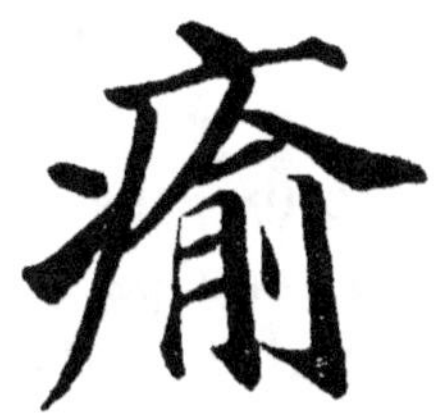

(Figure 182)

En ce signe, même difficulté que pour la figure 181. Le signe auxiliaire correspond à l'idée d'assembler quelques planches pour former un canot afin d'entreprendre un voyage sur l'eau.

Phonétique.

TCHENG : Nécrose, consomption.

Il y a ici à choisir entre deux interprétatio ns de l'élément adjoint. D'abord : *aider*, assister comme

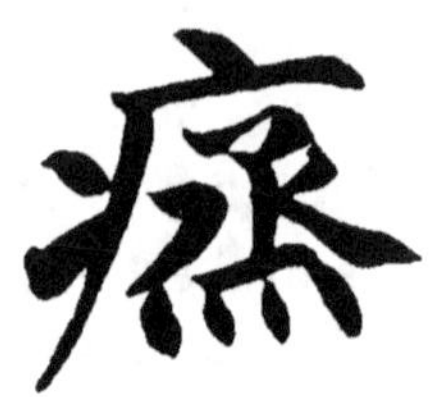

(Figure 183)

ministre (les deux mains tenant la tablette de créance). D'où : *dignité, règle, loi.* Convenons que cette version, afférente à une forme très ancienne du signe *tchēng*, ne satisfait en aucune façon au problème posé.

Plus voisine de la vérité est la seconde hypothèse. Il y faut voir un *objet* tenu par *deux mains* et placé *au-dessus* du *feu* (les quatre petits traits accolés). Cet objet peu à peu se consume, se réduit, entamé par la flamme. Ainsi en va-t-il de l'os insensiblement rongé par la nécrose.

TCH'OUANG : Abcès, ulcère.

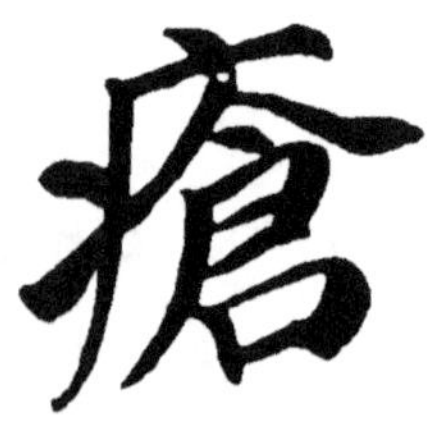

(Figure 184)

Aucun sens défini. L'auxiliaire signifie *grenier,
magasin*. Il y a là une origine phonétique : — *ts'āng* —
évoluée en *tch'ouang*.

KIEN : Angine.

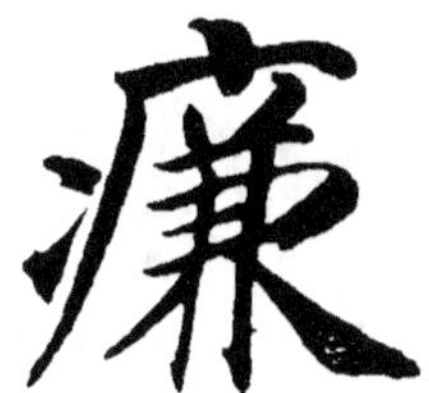

(Figure 185)

Schématiquement figurée, c'est ici l'idée de deux
brins de céréales, ou plus exactement de deux gerbes
tenues par une seule main. D'où l'idée de fixer, de
maintenir. Dans un sens encore plus étendu : réunion, ensemble.

Que viennent faire ces diverses significations dans
le signe représentatif de l'angine? Il ne peut être
question d'une phonétique puisque l'élément souscrit se prononce : *ping*.

Un missionnaire a cru possible l'explication suivante, qu'il a articulée devant nous et qu'il nous
demande de ne publier que sous bénéfice de contrôle.
Analogue à notre rhume des foins qui atteint les

moissonneurs lors des rentrées en granges, il existe-
rait en Chine une sorte d'affection angineuse qui se
propage surtout à la saison des moissons, parmi les
travailleurs des champs (?)

KOUEI : Excroissance.

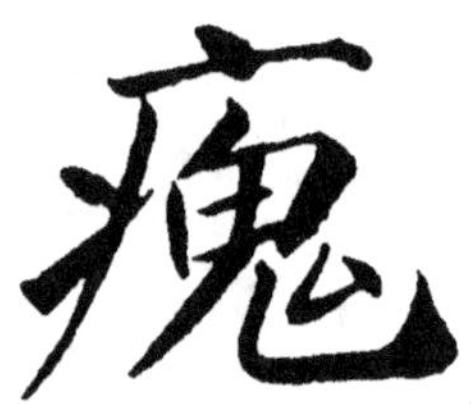

(Figure 186)

Le signe *Kouèi*, souscrit, a le sens de *défunt, revenant, démon.* Sa forme antique rappelait de très
près l'image caricaturale d'un individu à très grosse
tête, d'une sorte de diable légendaire. Le mot a pris
aujourd'hui le sens de *laideur* et de *malfaisance.*

Il est, dans la figure 186, uniquement phonétique.

YI : Ensevelir.

A la partie supérieure de l'élément, on reconnaît
l'*homme*, les bras écartés, emportant sous ses aisselles
deux objets. La partie inférieure comporte le signe

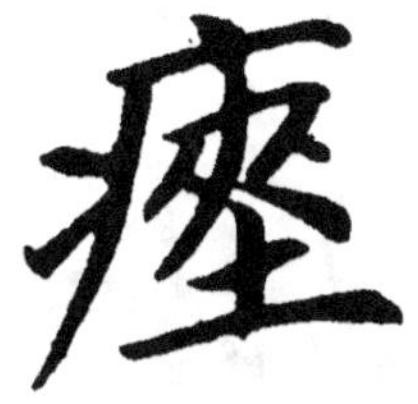

(Figure 187)

représentatif de la *terre*. On ne saurait exactement
définir la relation des deux signes dans cet ensemble.
L'idée de sépulture y apparaît. Faut-il y voir aussi
une allusion au transport à bras des cercueils jusqu'à
la tombe?

KAO : Gale.

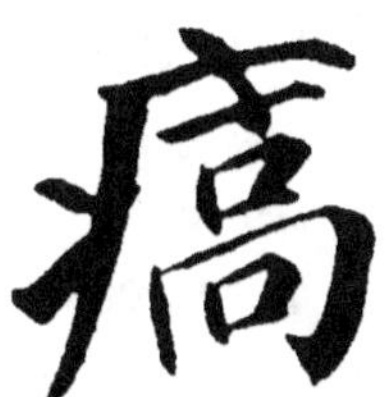

(Figure 188)

Phonétique. — *Kào* signifie : pavillon élevé sur
une substruction, le carré intermédiaire rappelant
les dimensions et la forme de l'aire où est assis
l'édifice.

KUE : Convulsions,

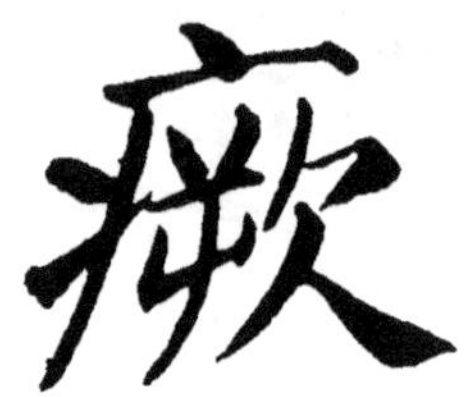

(Figure 189)

L'élément *kûe* pourrait être phonétique. Cependant il comporte en lui-même des sens qui ne sont pas sans présenter quelque analogie avec la maladie : *convulsions*. Outre les sens : *toux, asthme*, il signifie *suffocation*. [On y voit à gauche une particule *obstacle* qui gêne, l'*haleine*, figurée à droite. Il est présumable que les premiers scribes désireux de transposer sous leur pinceau l'idée des convulsions ont mal interprété — comme ils l'ont fait dans bien d'autres cas — la véritable nature de cette maladie, et qu'ils l'ont comprise comme une sorte de suffocation, de grave trouble respiratoire, provocateur, selon eux, des affections convulsives.

LIOU : Goitre, tumeur.

En soi-même, *lioû* qui peut être ici une phonétique signifie : *s'arrêter, séjourner*. Le carré inférieur repré-

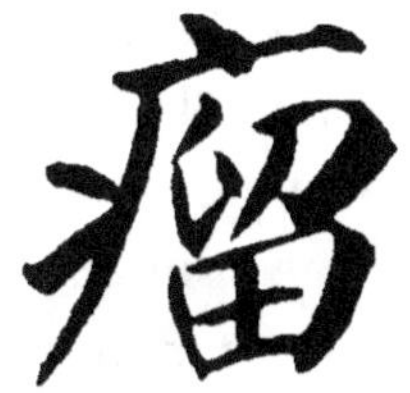

(Figure 190)

sente un champ. Sa présence accentue l'idée : séjourner dans un lieu déterminé. On en peut déduire que les Chinois ont choisi ce signe pour exprimer figurativement le mal des goitreux et certaines tumeurs qui se prononçaient *liou*. De tous les caractères *liou* — et il en est un certain nombre — celui-là leur a paru le plus descriptif. Il exprime en somme le fait d'un dépôt produit sur un point du corps, soit sous la forme de tissus dans le cas du goitre, soit sous celle de pus dans celui d'un abcès.

KOUAN : User, épuiser.

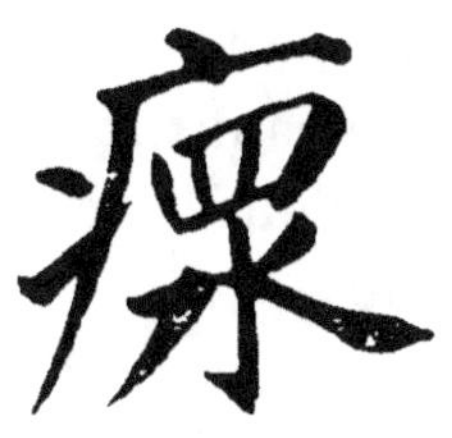

(Figure 191)

Kouán, phonétique, se traduit par *œillade*, se faire signe des yeux, s'emparer de la pensée de quelqu'un en interrogeant son regard. La forme antique a été complètement dénaturée sous les pinceaux modernes. Il n'y a aucune relation avec la présente maladie.

YAO : Malaria, Paludisme.

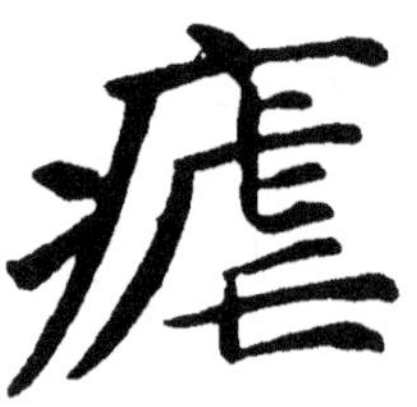

(Figure 192)

Très complexe à l'origine, l'élément adjoint signifie : *cruel, féroce...* à la façon du tigre qui griffe l'*homme* (Le signe de l'homme a disparu du caractère actuel).

Les Célestes, pour qualifier la malaria, redoutable ennemie de l'homme obligé de vivre dans les marécages et les régions à eaux stagnantes, se sont souvenus du fauve qui, ainsi que la perfide fièvre palustre, vit caché sous les roseaux et griffe quiconque passe à son voisinage. Il n'est pas rare de voir représenter sur d'antiques peintures le génie des marais, par extension, la fièvre malaria, sous l'apparence de quelques animal armé de griffes, rampant au milieu de bambous.

PAN : Cicatrice.

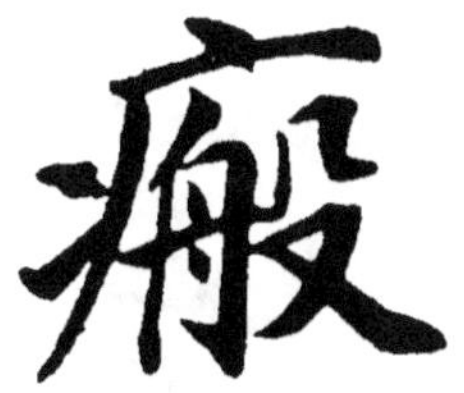

(Figure 193)

C'est encore une phonétique. *Pān* signifie virer de bord au moyen de coups de rames répétés. Le sens le plus moderne est *mode, manière.*

SANG : Morve.

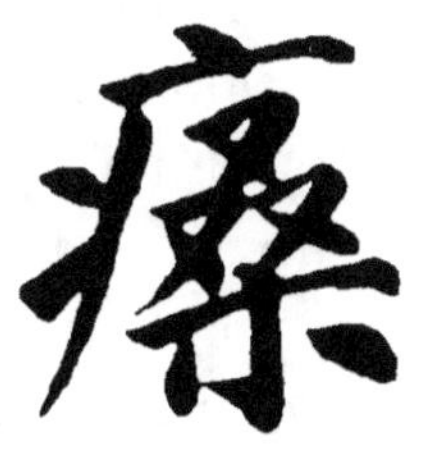

(Figure 194)

La phonétique *sāng* est composée de trois mains et d'un arbre. Le sens en est : *mûrier.* Trois mains signifiant l'activité des femmes qui recueillent le feuilles de l'arbre pour les vers à soie. Pas de rapprochement possible, on le conçoit, avec la maladie de la morve, *sāng.*

SAO : Démangeaisons, prurit.

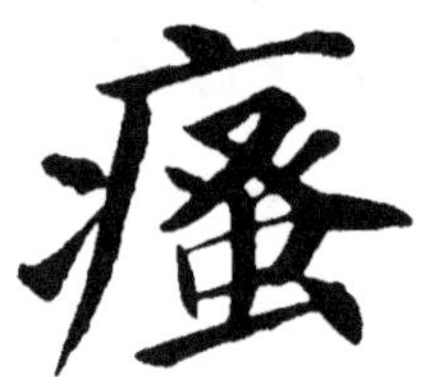

(Figure 195)

Voici une amusante compensation de cette série de phonétiques. Dans la maladie *sào*, nous voyons figurer comme élément souscrit le signe *tsâo*, qui représente la puce. En le décomposant on voit une main synthétisée sous la forme que nous venons d'étudier dans le mot *sàng: morve.* Mais cette fois le caprice ingénieux des Chinois y a ajouté, à gauche un point et à droite un petit trait vertical. Ce qui doit se lire ainsi : Le point, c'est l'endroit où l'on éprouve la sensation d'une piqûre. Mais déjà, au moment où l'on y regarde, la puce est plus loin, insaisissable et rusée. Pour accentuer l'idée, au dessous est tracé le signe de l'insecte que nous connaissons pour l'avoir rencontré dans le mot *fông*, fou (figure 171). D'ensemble, on doit lire : insecte qui se pose sur la main et qui pique.

Par extension, toute démangeaison, *sào*, est traduite par ce graphique souscrit au radical *nî*.

CHEOU : Maigreur.

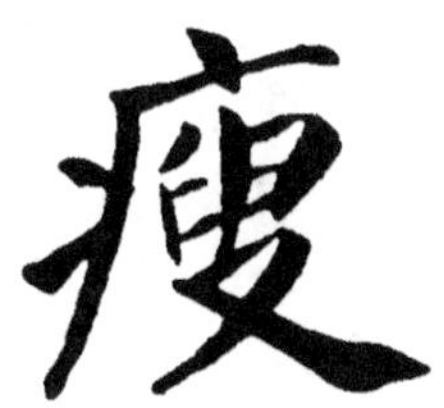

(Figure 196)

Ce caractère présente quelque analogie avec le caractère *yû* (figure 180) qui signifie l'état d'un malade s'affaiblissant. Mais ici le sens est *maigreur* et le graphique de l'homme est remplacé, entre les deux mains, par une verticale sous laquelle intervient l'autre stylisation de la main, celle des caractères *sàng* et *sào* (figures 191 et 193).

L'élément ainsi composé se prononce *seou* et la recherche étymologique conduit au sens de : *vieillard arrivé à l'âge où il faut faire du feu dans sa maison*

La forme antique se configure en effet comme on le

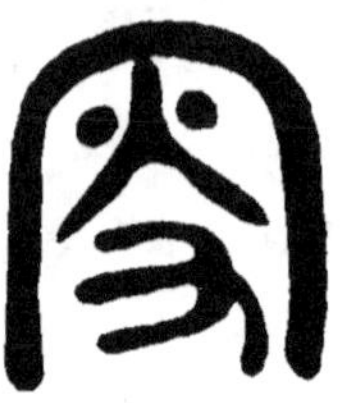

(Figure 197)

voit en la figure 197. L'arcade représente la *maison*, les deux traits écartés et les deux points adjacents rappellent le *feu*, et, en dessous c'est le dessin ancien de la *main*. D'ensemble : la main qui fait du feu dans la maison. Par amplification, le sens ci-dessus donné. Il faut mettre, sans doute, quelque bonne volonté à trouver un rapport entre cette transcription et le fait d'être maigre. Les Célestes associent souvent l'idée de *grand âge* et de *grande maigreur*. C'est là, vraisemblablement, la raison qui justifie la formation du caractère *chéou*.

SI : Excroissances charnues. Polypes.

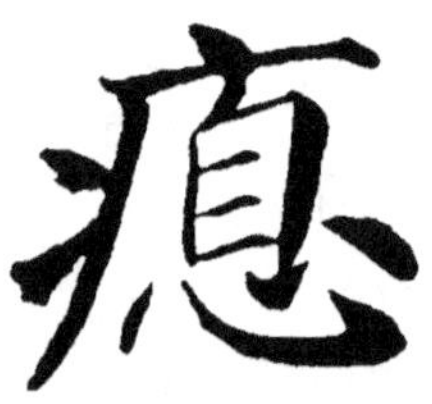

(Figure 198)

L'auxiliaire, prononcé *si*, se traduit par *respirer*. Ce sens permet de croire qu'il n'y a point ici d'emploi strictement phonétique et que les scribes se sont souvenus de la théorie chinoise suivant laquelle ce qu'ils appellent « le souffle du cœur » sort et rentre par le nez. Nous voyons, en effet, à la partie inférieure, un élément qui représente le cœur : courbe rentrante et *trois* points (Longtemps en Chine on a cru, comme nous-même d'ailleurs, que le cœur ne comportait que *trois* cavités ; voir par ailleurs).

A rapprocher cette étymologie de la maladie : *polype, excroissances de chair*, on découvre que cette maladie a été représentée par le graphique *sī*, parce que les polypes du nez contrarient la respiration, empêchent la plénitude du souffle inspiré et expiré par les fosses nasales.

CHOUAI : Débile, caduc, cachexie malarienne.

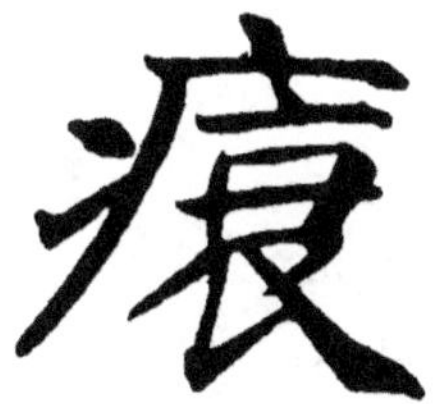

(Figure 199)

L'élément représente, — à travers une série de

déformations graphiques qui ne permettent pas l'analyse, — un habit de paille que l'on revêt, dans certaines provinces de Chine, par temps pluvieux. La maladie *chouài* correspondant aussi à l'épuisement lent occasionné par les fièvres paludéennes, on est tenté de trouver son étymologie dans un rappel des maladies à caractère fébrile qui sévissent, en région marécageuse, parmi les paysans souvent vêtus d'un costume de roseaux ?

TA : Tumeur, clou.

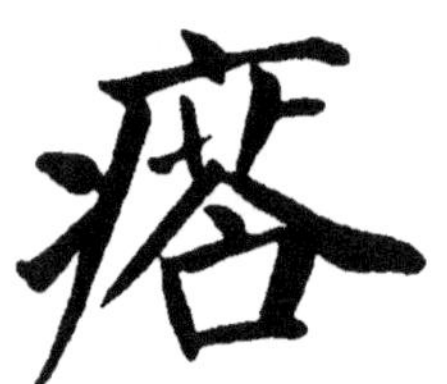

(Figure 200)

Tâ, élément, se traduit par : *pois*, *vesce*, végétaux dont les rameaux s'unissent, s'enchevêtrent. Est-il fait allusion en ce caractère au travail des tissus poussant, se développant chaque jour un peu plus enchevêtrés dans la tumeur ? — Ce n'est là qu'une hypothèse.

TIEN : Folie, frénésie.

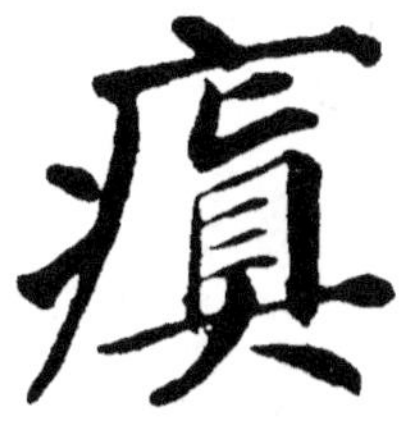

(Figure 201)

Tchèn, élément, est un caractère d'origine |taoïste qui signifie : le terme auquel aboutissent les pratiques taoïstes, c'est-à-dire, la purification de l'homme débarrassée de toute scorie, complètement éthérisé. On devient, par l'ascétisme, un *tchèn jên*, un homme pur. Ce caractère, dont la formation originelle est actuellement dissimulée sous les évolutions les plus compliquées représente la transformation de l'être humain en Génie, en modèle de Sagesse, en tabernacle de Pureté. Il a rapport à l'ascension vers le ciel pour y prendre place parmi les immortels, ascension obtenue par les moyens de la Vertu et... de l'Alchimie, notamment en faisant calciner du cinabre dont, au dire des Chinois, les vapeurs rendent immortels. Si l'on considère maintenant que cet élément est souscrit au radical *ni*, on peut donc le lire *maladie du génie*. Ce qui pourrait créer une sorte d'apparentement entre la conception que semblent se faire ainsi les Chinois de la folie, sœur du génie, et la

même pensée qui n'est pas sans avoir trouvé des
échos fréquents dans l'opinion occidentale.

Le rapprochement est au moins curieux et valait
la peine d'être retenu.

TSI : Amaigri, stérile.

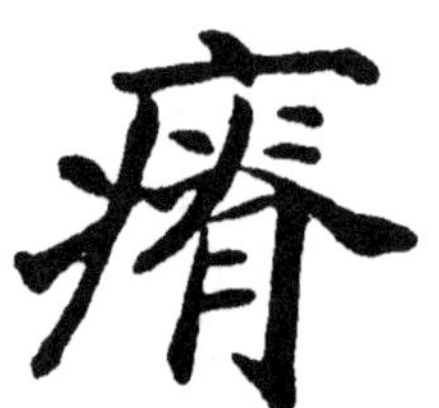

(Figure 202)

A décomposer l'élément, on trouve : partie supérieure : les vertèbres emboitées en forme de colonne,
et, partie inférieure : un signe qui est une simplification variante de la clé 130, *jéou*, signifiant *chair,
viande.* Le sens figuratif est donc très clair. *Maigre,
amaigri* : homme dont on peut voir la colonne vertébrale sous la peau. Par amplification, terre stérile;
terre où l'on rencontre la roche à fleur de sol.

TS'OUO : Etat de maladie.

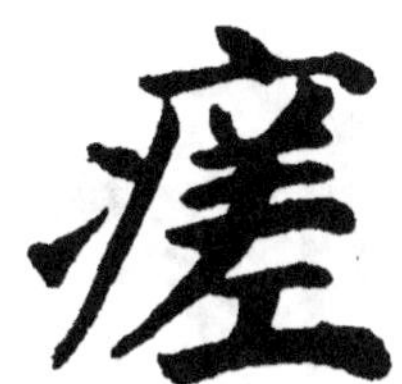

(Figure 203)

Tch'à, élément adjoint, signifie *désaccord*. Sa forme primitive se ramenant à deux mains, l'une, les doigts dirigés en haut, l'autre les doigts retournés vers le sol, autant dire une main pendante, et l'autre ne l'aidant pas à se relever.

En conséquence : désaccord, manque d'union.

La maladie étant un désaccord dans l'individu, puisque l'un de ses organes ne consent plus à fonctionner régulièrement, d'*accord* avec les autres organes, le caractère *tch'à* a pris place sous le radical 104 pour constituer le mot *ts'oûo* désignatif de toute indisposition, maladie, état de déséquilibre du corps humain.

YIN : Maladie du cœur.

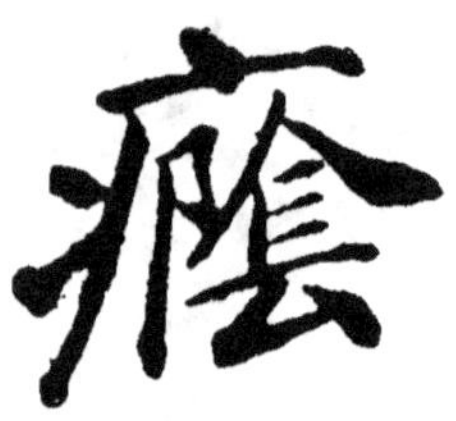

(Figure 204)

Phonétique. — *Yin* s'explique par : *temps couvert, obscurité*, ombre répandue sur le versant nord d'une vallée.

WEN : Maladie contagieuse, quelquefois typhus.

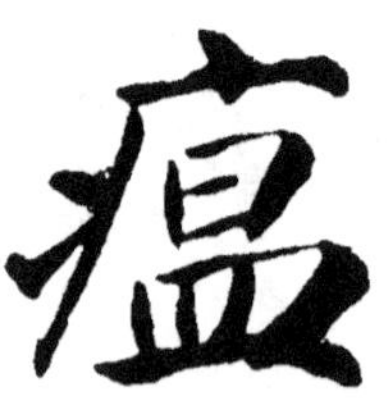

(Figure 205)

Phonétique. — Le sens de l'élément souscrit est : *nourrir un prisonnier*

CHOU : Mélancolie.

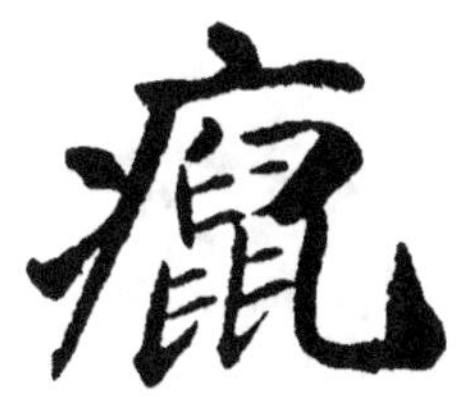

(Figure 206)

L'élément *choù* correspond à l'idée du rat, et généralement des rongeurs. Le caractère antique montrait d'une façon beaucoup plus précise la tête, la moustache roide du rat, et sa queue. *Choù* figure parmi les clés (clé numéro 208). Il fait aussi fonction de phonétique dans un seul cas usuel, celui qui nous occupe ici et qui signifie avec le radical *nî* : *mélancolie*. Pourtant certains auteurs expliquent *mélancolie*: mal secret de l'âme, caché profondément « *comme un rat dans son trou* ».

FEI : Mal incurable, estropié, décrépit.

L'élément souscrit se prononce *fà*. Il se traduit par *décocher une flèche*, et, par extension, a le sens de : *toute émission, toute action d'une énergie latente.*

Dans le caractère ancien original, il y avait effective ment une flèche.

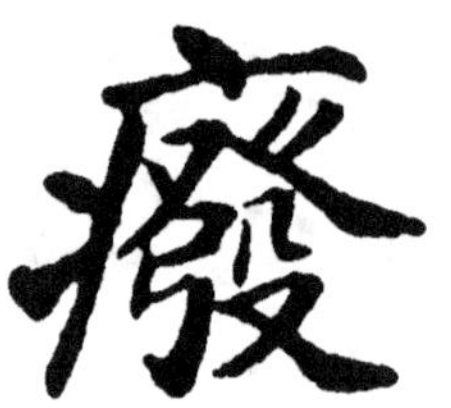

(Figure 207)

Et le signe pouvait se lire ainsi :

Les deux éléments divergents supérieurs : *idée d'écartement.*

La ligne deux fois courbée à gauche : *l'arc.*

La flèche remplaçant l'élément actuel droit : *la flèche.*

D'où : la flèche écartant le fil de l'arc avant d'être décochée.

Le mal incurable, le fait d'être estropié, la décrépitude ont-ils quelque rapport avec cette image déformée par les scribes ? On ne peut répondre que par un hésitant : peut-être ! Toutefois il serait assez plausible d'admettre qu'un homme décrépit étant inapte à faire acte de force — notamment à tirer de l'arc, geste particulièrement expressif d'énergie — le complémentaire *fà* ait été donné au radical des maladies pour traduire son impuissance physique.

HOUANG : Jaunisse, ictère.

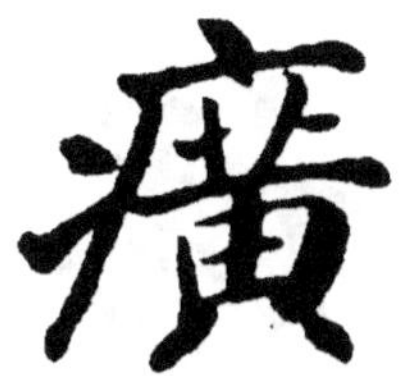

(Figure 208)

Comment désigner mieux la jaunisse que par l'emploi du signe *houâng* qui veut dire : *jaune?* Les Chinois ont adopté ce moyen fort simple et qui ne trompe pas. Ils l'ont renouvelé lorsqu'il ont voulu désigner le *soufre,* où *jaune* est accolé à *pierre.* Quand ils ont voulu écrire *breloque,* ils ont écrit *jaune* et *pierre précieuse,* en souvenir sans doute de quelque tradition qui nous échappe. Nous comprenons encore moins quand ils désignent une *anche,* un *ressort* en associant les caractères *jaune* et *bambou.*

L'origine du *houâng,* jaune? Ce jaune est le ton de la terre labourée. Nous voyons donc dans ce caractère (partie inférieure) un carré avec transversales qui signifie le champ où a passé la charrue, la partie supérieure jouant le rôle de phonétique, se prononçant *houâng,* et représentant sous une forme antique, sans relation avec l'idée jaune : un homme portant une torche.

HOUO : Choléra.

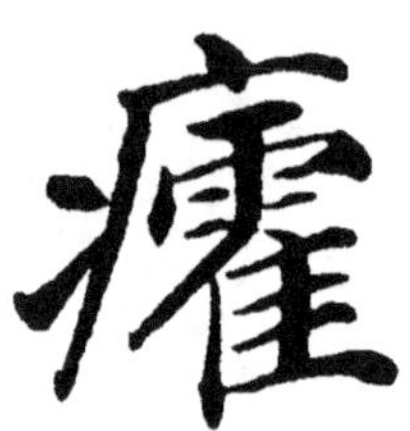

(Figure 209)

L'élément *hoûo*, ici phonétique, signifie *pluie sou-daine*. La partie supérieure : *pluie*, constituée de 1° *le firmament, l'enveloppe du nuage*, la verticale expressive de *l'idée de tomber* et les *gouttes d'eau* intervient dans beaucoup de mots chinois, tels que toutes sortes de pluie, le givre, le grésil, la neige, l'arc-en-ciel, le tonnerre, la rosée, le brouillard, la grêle, la foudre, l'empyrée, l'éclair, le nuage. C'est un caractère météorologique par excellence.

Quelle raison justifie sa présence auprès de *tchouēi: oiseau à courte queue*, sous le radical 104, pour corres-pondre à l'idée du choléra? L'introduction de cet élément complémentaire ne pourrait être expliquée sans commentaires superflus ici. Qu'on veuille bien retenir seulement que le scribe, fixant le graphique de la plus redoutable épidémie, l'a apparentée à ces maux qui tombent du ciel comme la pluie sou-daine, sur les malheureux humains sans abri. Tous sont atteints avant d'avoir pu se protéger. A rapprocher cette conception du caractère *hoùo* de celle qui détermina la formation de tels caractères relatifs aux épidémies et dont nous avons déjà parlé. La flèche traîtresse a été remplacée par la pluie dans la figure 201, mais le principe est assurément le même.

K'IUE : Boiter, boiteux.

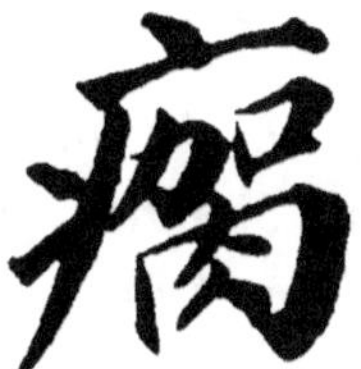

(Figure 210)

L'élément en trois parties représente le radical de la *force* (clé 19), celui de la *bouche* (clé 30) et celui de la *viande* (clé 130). Ce signe *viande* peut être traduit : vase, enclos ou l'on met en petits morceaux de la viande boucanée, selon un antique usage chinois.

Dans l'ensemble, le caractère *force* prend le sens de *muscle*, de *tendon*. Ce qui nous conduit à l'interprétation suivante : distension (bouche), intervalle survenu, écart entre les tendons contrairement à

l'ordre naturel, cet accident ayant pour conséquence de déformer, de déplacer la viande, la chair
et de provoquer la claudication.

LAI : Lèpre.

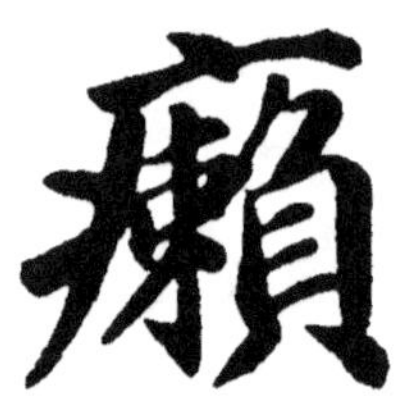

(Figure 211)

L'élément *lâi* signifie *s'appuyer sur, dépendre de,
avantage, faire tort ou violence, nuire recuser.* Il n'intervient comme phonétique que dans le mot
lèʃ ⁊.

LAO : Catarrhe. Phtisie.

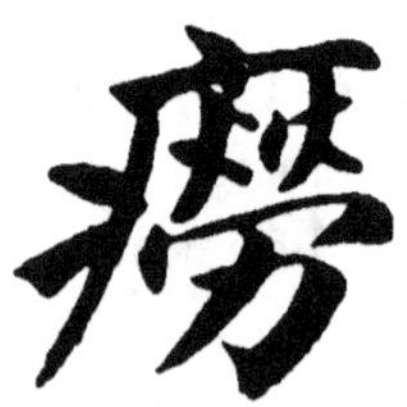

(Figure 212)

Nous avons déjà étudié (figure 37) le caractère *lào*
correspondant aux maladies de langueur et de

consomption. On a pu voir qu'à l'analyse il devait alors être lu : homme épuisant sa santé en travaillant trop longtemps sous la lampe deux fois allumée au cours de ses veilles studieuses.

Prononcé également *lâo*, ce même caractère affère aux maladies catarrheuses, et aussi à la phtisie lorsqu'on y considère les deux lampes — exactement les signes du *feu* comme ils sont considérés d'autre part, dans le caractère *t'ân* (figure 35), avec le sens : *pituite*.

Il n'est plus, en ce cas, question que du *crachat* et de l'impression de brûlure que peuvent produire au passage de la gorge, certaines expectorations.

En outre, pourrait-on voir dans les deux signes du feu l'idée de consomption qui a valu aux phtisiques le nom d'embrasés.

Par assimilation : la maladie *lâo* : *catarrhe*, *phtisie*, à cause des crachats qui y sont fréquents.

LEAO : Guérison.

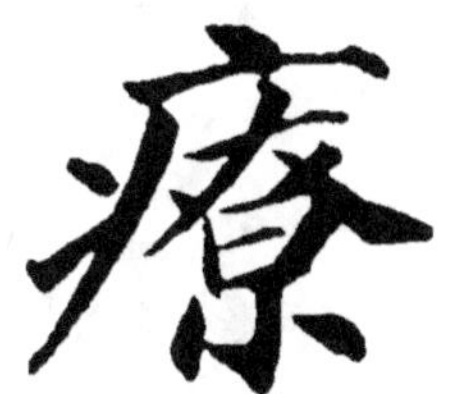

(Figure 213)

Leáo peut aussi bien faire ici fonction de phoné-

tique que d'élément descriptif. Assurément il donne
la prononciation et c'est, d'ailleurs une phonétique
importante qui intervient dans des mots tels que
soulever, cigale, circuit, phare, collègue, entraves,
vue nette, camarade de promotion, Mandchourie.
Mais ici, il y a quelque chance pour que *leào* fasse
image. Son sens exact est, en effet, sacrifice offert
au Ciel, sur l'aire, après la moisson. On y retrouve, en
effet, détruites plus qu'à demi, les formes antiques
de l'aire, de la graine, et de la paille avec l'évocation
du feu, le tout rappelant l'holocauste de prémices.

Et il n'est pas inutile de rappeler qu'en effet dans
bien des cas, les Chinois font un sacrifice aux Immortels ou aux ancêtres lorsqu'ils relèvent de maladie.
L'idée de la *guérison* put donc s'associer dans leur
pensée avec celle du tribut d'hommages payé à la
Divinité à la suite d'une heureuse circonstance, telle
qu'un retour à la santé.

LEI : Abcès froids.

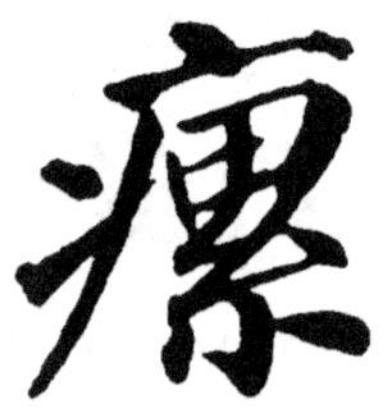

(Figure 214)

Lèi est une phonétique utilisée dans des mots tels que *gros* et *gras*, *souliers ferrés*, *miroitement de l'eau*, *écureuil*, *arbuste*, *mulet*, etc. Il serait assez malaisé de démontrer les raisons d'assimilation qui ont pu faire choisir ce signe, dont le sens est : *lier*, *enlacer*, pour la désignation des glandes scrofuleuses.

L'étymologie du mot *lèi* est de celles que nous pouvons, grâce à des éléments déjà étudiés ici, rendre claire en peu de mots. On y voit : partie supérieure : le champ avec ses canaux d'irrigation et partie inférieure ; le fil de soie. Le sens *lier*, agencer avec un lien découle de l'idée graphiquement exprimée : le lieu où s'exerce l'action du fil de soie utilisé pour rapprocher dans un même champ, dans une même liasse, des éléments divers.

LEOU : Fistule, notamment fistule à l'anus.

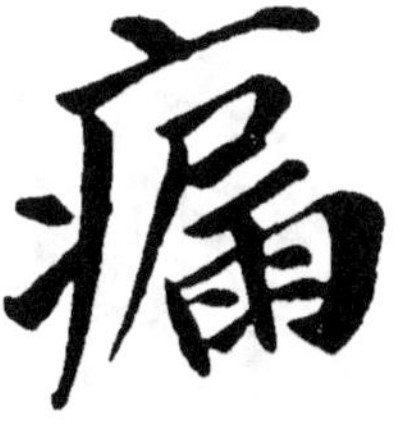

(Figure 215)

L'auxiliaire est composé de *chè* (clé 44) qui signifie *corps* et de *yù* (clé 173) qui signifie *pluie*.

L'élément *chè*, corps, participe à la composition de plus d'un terme relatif à des organes ou à des fonctions du corps humain. C'est ainsi que *les excréments* sont représentés par le *riz* inséré sur le signe *chè*. La *force* est insérée pour désigner le *coccyx* ; l'*eau*, pour l'urine ; le *poil* pour la *queue* des animaux, etc... Ce *chè* représente, fort sommairement un homme assis.

D'autre part, c'est la *pluie* que nous connaissons.

Ceci acquis, quel est le sens descriptif de *léou*, fistule ? Très vraisemblablement, celui d'une maladie localisée sous le corps en un point voisin de ceux que désignent les autres caractères où participe l'élément *ché* (clé 44) ; maladie qui s'accompagne d'un écoulement séreux, par extension d'une pluie,

P'I : Gastrite, affection, avidité, passion.

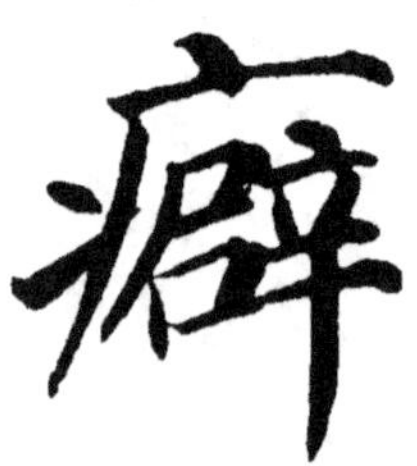

(Figure 216)

Pi, phonétique, se traduit par *prince, loi, régir.* Il

entre très fréquemment en composition. Originairement le signe se décomposait en : Celui qui (*k'éou*, la *bouche*) prononce avec autorité sur les fautes commises par les criminels : d'où prince, juge, loi. Le signe a été très déformé, au moins dans son élément de gauche.

Il n'est plus ici que phonétique.

PIE : Ulcère.

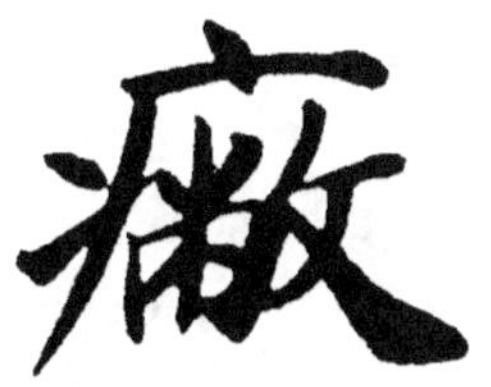

(Figure 217)

Le sens de la phonétique *pié* est : *usé, hors d'usage, vil, sans valeur*. La forme initiale représentait un haillon, une guenille par la figuration d'une étoffe criblée de solutions de continuité, de trous, une main (dessinée à droite) exprimant l'action de celui qui avait ainsi déchiré le tissu. *Pié* n'a ici qu'un rôle phonétique.

PIE : Contracté, atrophié.

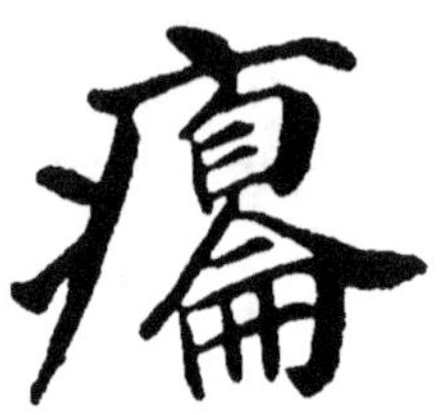

(Figure 218)

La formation de ce caractère n'est indiquée ni par le dictionnaire de K'ang-hi, ni par aucun autre auteur.

Le seul caractère qui lui ressemble, dans K'ang-hi, est un caractère dont le sens est (*pi*, ou *pei*) : *belle apparence*, et *nom de poisson*. Ce caractère est le même que celui qui est souscrit au radical 104 (figure 218), avec, à droite en haut, l'adjonction des deux *gouttes d'eau*.

Donc, on peut admettre l'existence d'un ancien groupe, perdu aujourd'hui, et qui était représenté par l'élément souscrit dans le caractère qui nous occupe.

Ce groupe avait pour phonétique l'*œil*, et sa *virgule* à gauche en haut (partie supérieure de l'élément). Ce signe est la forme primitive de *pi*, *nez* (voir plus loin, chapitre relatif à divers organes page 260).

Pie n'est donc ici que phonétique.

SIE : diarrhée, déverser.

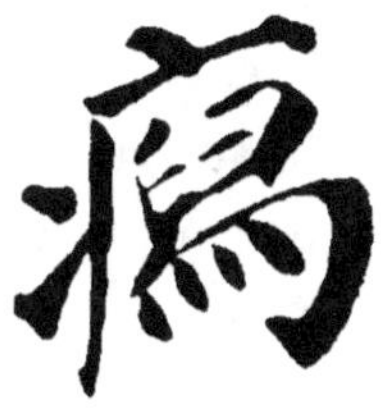

(Figure 219)

Sie dérive ici de *yé* et est probablement, en tant qu'élément-adjoint, l'image de *siè*, arranger, disposer les objets dans une maison, signe qui s'écrit de la même manière avec toutefois l'adjonction d'un toit (clé 40) qui a, sous le pinceau des scribes, disparu du présent auxiliaire.

Sans le toit, le signe a pour sens *une pie*. C'est dire qu'il fait fonction de phonétique en la figure 219.

SOU : Anesthésie.

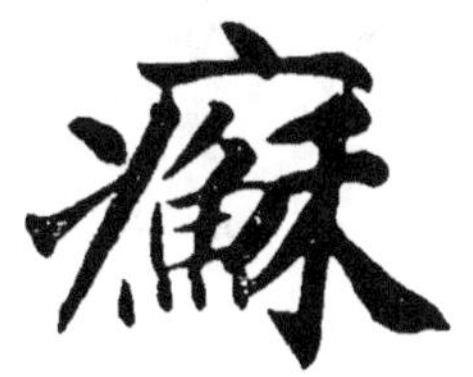

(Figure 220)

Sōu, élément, se traduit par : *paix, revivre*. Il figure dans le présent signe pour lui donner divers sens dont le principal est *anesthésie, engourdissement*. Mais on peut le lire *carie, nécrose*, en de nombreux cas.

Etymologiquement, *sōu* est composé d'un *épi*, à droite, le *poisson* figuré à gauche n'ayant eu primitivement d'autre sens qu'un sens phonétique. C'est, dans le caractère qui nous occupe, comme phonétique qu'il intervient. Il est assez curieux pourtant de constater, sans se risquer à en tirer d'autres conséquences, que le sens *paix* correspond, bien que d'assez loin, au phénomène d'accalmie de la douleur qui se produit chez le malade, soit lorsque l'anesthésie est produite médicalement, soit lorsque le mal s'apaise, en un engourdissement momentané.

SOUAN : Alopécie séborrhéique.

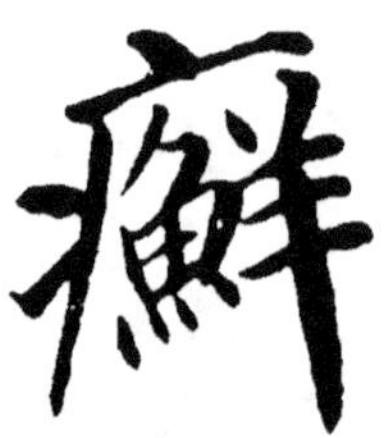

(Figure 221)

Le caractère souscrit se prononce *siēn* et est composé du *poisson* et du *mouton*, les deux sortes de chairs que les anciens mangeaient fraîches, tandis qu'ils boucanaient ou marinaient les autres. Le signe a donc pris le sens de *frais*. Est-ce à penser que les Chinois autrefois établissaient une relation entre le fait de manger des viandes non fraîches et celui d'être atteint d'herpès tonsurant? L'hypothèse n'est pas absolument contestable. Il est connu que dans la médecine des Célestes, certaines maladies sont réputées comme ayant une origine analogue, et comme provenant par conséquent, d'une alimentation défectueuse.

TAI : Leucorrhée, flux.

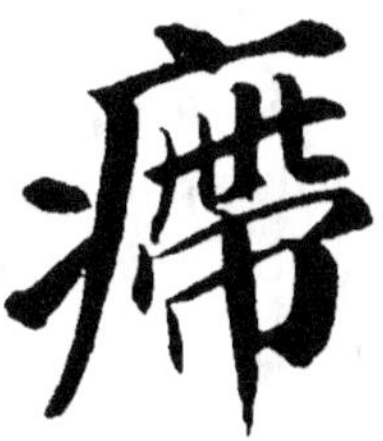

(Figure 222)

Rien plus qu'un sens phonétique. *Táï* signifie *ceinture, porter à la ceinture, porter sur soi*. Les robes sont figurées par la retombée des lignes inférieures, et les lignes groupées au sommet représentant ou les rubans ou les colifichets. *Táï* appartient à une série phonétique.

TAN : Consomption.

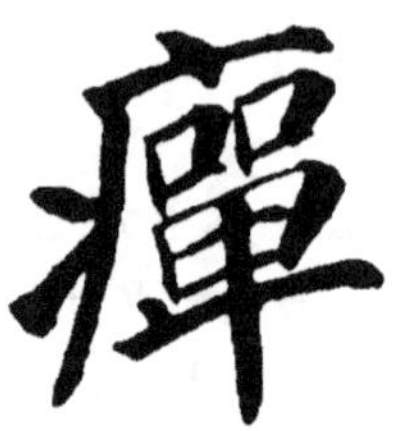

(Figure 223)

Faisant fonction de phonétique, *tān* s'explique par *assaillir* quelqu'un avec des *cris*. (Les cris sont représentés par les deux bouches) et une *fourche* (signe inférieur). Ce caractère a changé complètement de sens. Il répond aujourd'hui à l'idée de *billet*. Il entre, plus ou moins arbitrairement, dans la composition d'un certain nombre de mots tels que, *saisir, épousseter, boulette, gris pommelé, craindre, corbeille*, etc. C'est dire qu'il ne faut pas s'étonner de le voir ici prendre place, sans aucun rapport avec cette maladie, dans un caractère qui signifie *consomption*.

T'AN : Apoplexie, paralysie.

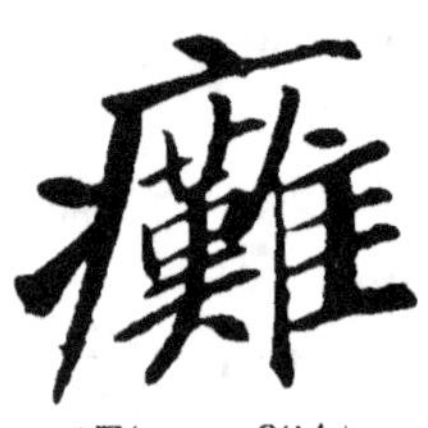

(Figure 224)

L'auxiliaire prononcé *nán* porte les sens de *diffi-culté, peine, s'affliger*. L'étymologie n'ajouterait rien de précis qui puisse nous servir à apparenter cet élément avec la maladie *apoplexie*. Il serait trop aisé d'écrire que, les apoplectiques ou les paralytiques éprouvant l'un et l'autre quelque gêne de leur état, les Chinois ont choisi *nán* pour qualifier *t'ân*. Le plus honnête est de reconnaître là encore une de ces nombreuses phonétiques qui, par leur présence, retirent aux amateurs d'étymologie pittoresque, le plaisir de découvrir, signe après signe, quelque amusante déduction. Le travail que nous avons entrepris sur le radical 104 nous a montré maints exemples de cette phonétisation. Et nous avons dit ça et là qu'à notre grand regret, il fallait que nous nous décidions à désillusionner ceux de nos lecteurs qui croyaient trouver une image parlante en chacun des caractères abordés. Il en va de même pour toutes les clés, de 1 à 214, et c'est bien la raison qui rend la langue chinoise si malaisée. D'ailleurs félicitons-nous. Sous la clé 104, les caractères figuratifs sont, en vérité, assez fréquents. Bien d'autres clés sont beaucoup plus déshéritées à cet égard. Si la clé *ni* avait été de celles à qui, dans la plupart des cas, est refusé l'agrément de « faire portrait d'idée », nous n'aurons certes pas entrepris ce travail.

TCHA : Croûte.

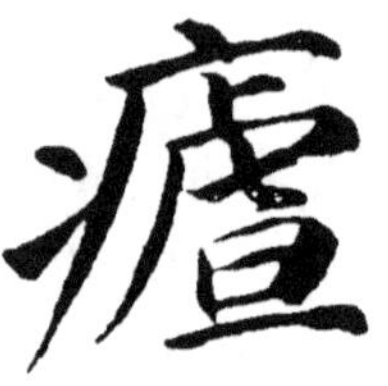

(Figure 225)

Tchà, phonétique, paraît dans les mots *azerolier et son fruit, saisir, tenir*, et dans *croûte*. Il n'a aucune relation de sens, pas plus avec l'un qu'avec l'autre.

TCHANG : Malaria.

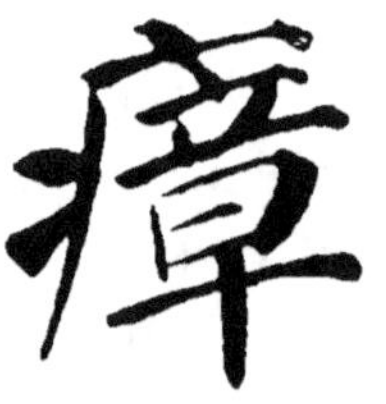

(Figure 226)

L'élément *tchang* signifie *page, pièce, morceau, élégant, règle, loi, paraître, manifeste*. La partie supérieure représente un *homme* debout sur le sol, la artie inférieure, le *matin*.

TCHANG : Enflure, hydropisie.

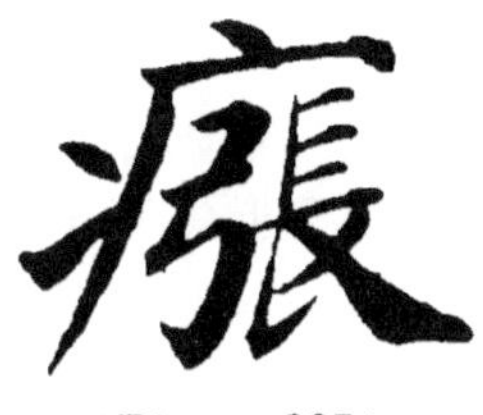

(Figure 227)

Nous avons déjà vu *tcháng*, gonflement (figure 150)
et expliqué que la ligne antique d'où est sorti l'élément qui occupe ici la droite du composé souscrit
représentait une mèche de cheveux pincée à sa partie
inférieure par une boucle ou par un lien. Il signifiait
gonflement, *renflement*, en rappel du mouvement
épanoui qu'affectent, disions-nous, les cheveux maintenus, noués ensemble.

Dans le présent caractère, et pour accentuer l'idée
de l'*enflure* est ajouté le signe *kong* (clé 57), qui a
pour sens *arc*, et intervient dans divers signes relatifs
à l'acte de *tendre*, aux *cordes de boyau*, aux *frontières*,
à l'*arbalète*, au verbe *arquer*, etc... Cet arc est, au
reste, la figure même de l'ancien arc chinois, avec sa
poignée médiane. Les graphiques antiques montraient
l'arc bandé ou vibrant. On comprend son introduction dans le caractère *tcháng*, aux côtés du signe du
gonflement. Il souligne l'importance de la dilatation

des tissus, distendus, en cas d'hydropisie, comme s'ils étaient tirés à la façon d'une corde d'arc.

TCH'EOU : Guérison.

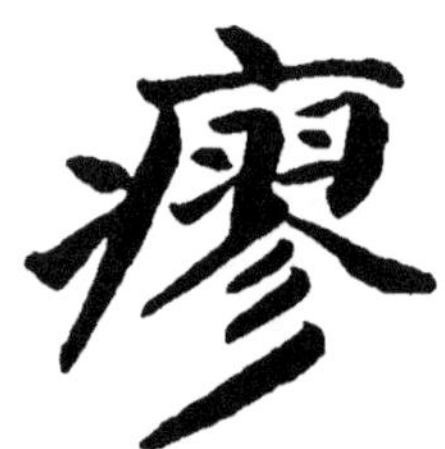

(Figure 228)

Leào, souscrit, se compose, en haut de deux ailes garnies de plumes, et en bas, d'une variante qui porte le même sens. En somme, trois ailes battant : battre des ailes, s'élever en volant. Il serait vraiment bien élégant que les Chinois, avec un esprit poétique exquis, aient intentionnellement associé ces trois ailes pour traduire l'idée d'une guérison. Guérir ? Pouvoir reprendre son essor vers la vie, vers la joie, vers le travail ! Et le reprendre avec un tel élan, avec un tel cœur que l'on se sente, comme l'on dit en Occident, « pousser des ailes » non point *deux* à la façon de tous les oiseaux, mais, miraculeusement, trois !!! Cette explication a ceci pour elle qu'aucune autre ne saurait être offerte. Comme d'autre part *leǎo* n'est en aucune façon phonétique, ici, il n'est pas interdit de voir, en le caractère *tch'èou*, l'un de ces traits de génie qui rachèteraient, par leur beauté, bien des bourdes et des sottises imputables aux scribes trop pressés ou trop ignorants.

TCH'E : Stupidité.

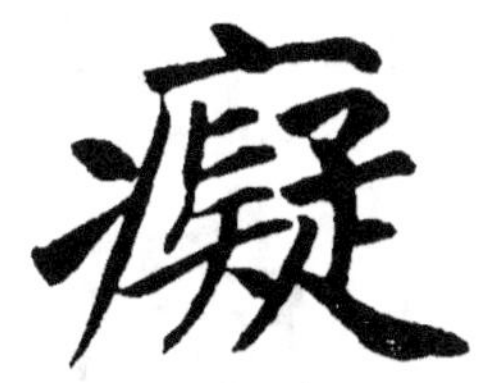

(Figure 221)

L'élément *yî*, souscrit, se traduit par *doute, soupçon, conjecturer, se défier*. Faut-il comprendre : « Méfiez-vous des gens stupides ? Doutez de ce qu'ils disent et promettent. Soupçonnez chacune de leurs paroles » ?

A considérer la moitié gauche de *yî*, on y voit en haut : *volte-face, retourné*, en bas : *la flèche*. Nous avons déjà vu la flèche figurer dans *tsî* (figure 111) *calamités, afflictions* et surtout dans *tch'é*, stupidité (figure 151). Quelqu'un qui est atteint de stupidité, fixions-nous, s'exprime maladroitement, ne sait pas assembler ses idées, a un vocabulaire pauvre, ne possède aucune sûreté dans la déduction. Ce qui sort de sa bouche manque le but, autant dire ne réussit pas à traduire ses pensées. Cet infirme d'esprit est dans la situation d'un archer qui, tout en possédant la flèche, ne sait pas s'en servir. La présence, dans le caractère 228, de la flèche déjà rencontrée dans un signe qui est, lui aussi, relatif à la pauvreté de l'intelligence, permet d'expliquer dans une certaine mesure, et par assimilation, la formation composite de ce second *tch'è*.

TIEN : Démence.

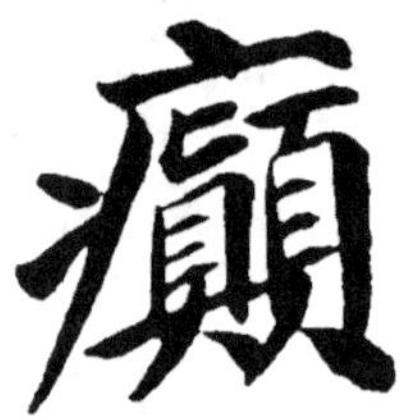

(Figure 230)

Tïen, phonétique, signifie *vertex, sommet, secouer, tomber, ruine...* et aussi, *aller à l'amble*. La démence peut-elle s'expliquer, à travers ces diverses traductions ? En poussant plus loin, on voit, à gauche dans cet élément : *tchèn, vrai*, et à droite : *yé*, un *homme*, par extension : *une tête*. D'ensemble : tête de vérité. D'où *tïen* : *démence* : tête qui n'a plus en elle la vérité, la raison (?)

TSI : Consomption.

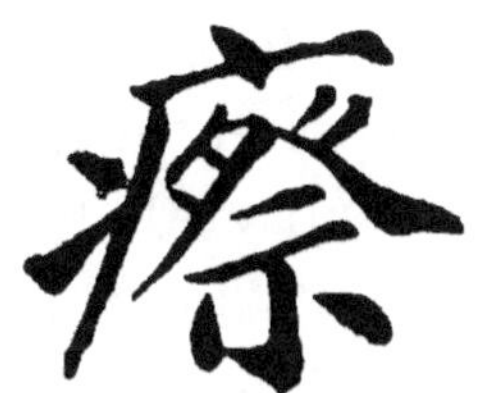

(Figure 231)

Le sens exact de *tsi* souscrit au radical *ni* est *oblation, sacrifice*. Dans la forme antique l'élément supérieur droit représentait une *main* prenant, à gauche, la *viande* pour l'offrir (partie inférieure) afin de faire *descendre les influences d'en haut*. L'intervention de *tsi* dans la figure 231 ne s'explique que par un emprunt phonétique.

TSIAO : Amaigri, décharné.

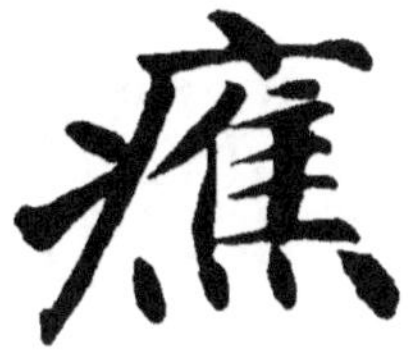

(Figure 232)

Ce mot prend aussi les sens de *roussir, hâler, soucis, tristesse*. Chacune de ces acceptions peut s'expliquer par l'étymologie. On voit en effet, sous le radical 104, l'image du *tchouëi* (clé 172), l'oiseau à courte queue, par extension l'oiseau *plumé*, qu'accompagnent les quatre petits points représentatifs du *feu*. Par extension : flambé, roussi, cuit au feu, comme la volaille. D'où : *tsiào* : dans un état physique tel que la maigreur fait songer à l'aspect d'un oiseau trop longtemps maintenu sur le feu. Au moral, mélancolie, tristesse.

TSIE : Ulcère.

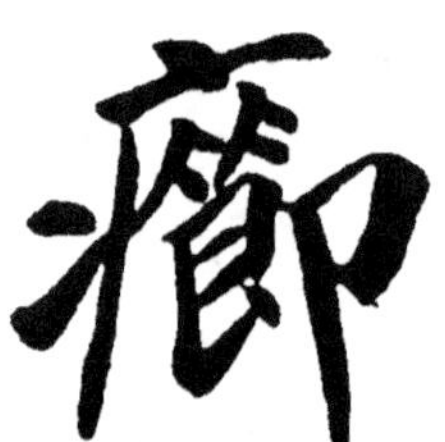

(Figure 233)

L'élément *tsie* a pour sens : *articulation, période, terme, tempérance.* Il n'est ici que phonétique.

YANG : Démangeaison, prurit.

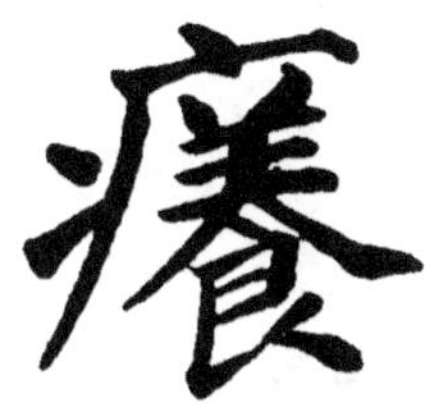

(Figure 284)

Dans *yàng* souscrit, on reconnaît, très ramassée sur elle-même, la figure du mouton avec ses cornes, ses pattes, son corps et sa queue qui se subdivise pour laisser place au signe inférieur. Ce signe inférieur est la forme contractée d'un caractère *hiàng*, signifiant la bonne odeur du riz cuit, et, plutôt encore, le grain de riz cuit.

D'ensemble ce signe soudé au signe mouton répond à l'idée de *nourrir*. Et un tel sens n'est pas sans donner quelque peu à réfléchir si l'on considère que dans la figure 234, l'élément auquel il correspond prend place pour désigner une maladie d'irritation de la peau, ainsi qu'une démangeaison, un prurit. On peut en effet croire que les Chinois, lors de la formation de ce caractère, avaient quelque vague idée de la nature parasitaire des affections de la peau, affections où des cryptogames rongent les tissus et, étymologiquement parlant, s'en *nourrissent*. Et cette simple constatation ouvrirait des horizons plutôt inattendus sur les connaissances des antiques Chinois, jusques et y compris peut-être nos très modernes théories microbiennes.

YING : Goitre, tumeur.

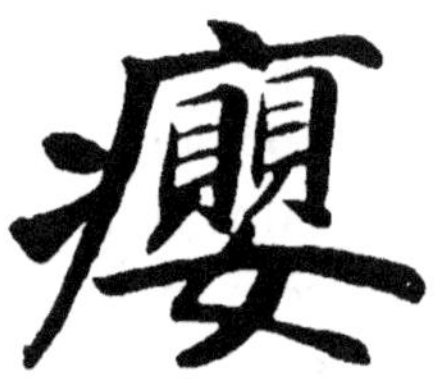

(Figure 235)

Dans l'élément souscrit, on voit, en haut, deux figures semblables dont chacune représente un *cauris*, sorte de coquillage rond qui, enfilé, constitue des colliers, autrefois parure de toutes les femmes chinoises. Deux cauris côte à côte signifient donc *collier* et déjà cette explication serait suffisante pour justifier la formation de la figure 235, représentative du goitre. Mais l'adjoindre à l'élément inférieur lequel signifie *femme* enrichit admirablement le caractère que voici. En effet les deux *cauris* et la *femme* conjugués, signifient aussi, dans un sens très étendu, *les tout petits enfants encore suspendus au cou de leur mère.* Ainsi le goitre est-il poétiquement figuré par cet amas de chair informe et charmant, l'enfant nouveau-né, que la mère presse contre sa poitrine et jusque sous sa gorge, comme un collier précieux.

YIN : Vice, passion invétérée.

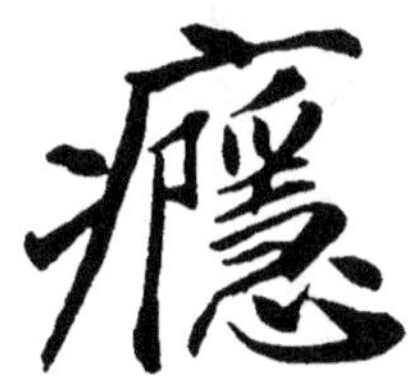

(Figure 236)

L'élément *yin* signifie : *retiré, caché, vie privée, énigme.*

Ses sens plus étendus sont *affection, compassion.* C'est vraisemblablement dans les quatre premières traductions qu'il faudrait chercher un rapport d'idée avec le mot *yin : vice, passion invétérée,* si toutefois l'emploi de *yin* n'était uniquement phonétique. Il est possible que les Chinois aient utilisé cet élément pour désigner le vice, l'habitude plus ou moins honteuse que l'on dissimule de son mieux, que l'on cache au fond de soi, qui se donne libre cours loin de la vue des hommes, et qui pour beaucoup reste une énigme, une chose inconnue. L'étymologie encouragerait dans une certaine mesure à cette interprétation. On voit, en effet, quelques éléments dans le signe *yin* qui s'apparentent à l'idée de *passion*, et notamment au mot *ngái, amour* qui a en commun avec *yin* les signes de la griffe (partie supérieure) et du *cœur* (partie inférieure). On y voit aussi la *main*, élément plus que suffisant pour permettre la lecture, incomplète d'ailleurs.

Le cœur et la main conduits irrésistiblement par une griffe tenace vers les mauvaises actions qui caractérisent le vice, la passion invétérée.

YONG : Ulcère malin.

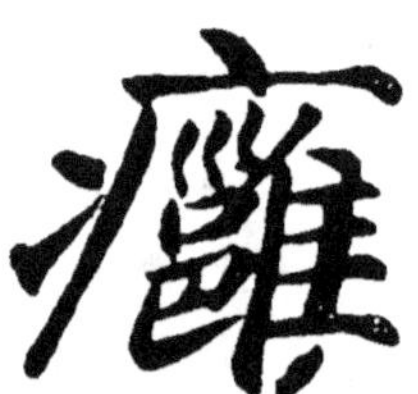

(Figure 237)

Yong n'est que phonétique. Ses sens usuels sont *bergeronnette, chant, harmonie.*

SOU : Tousser, expectorer.

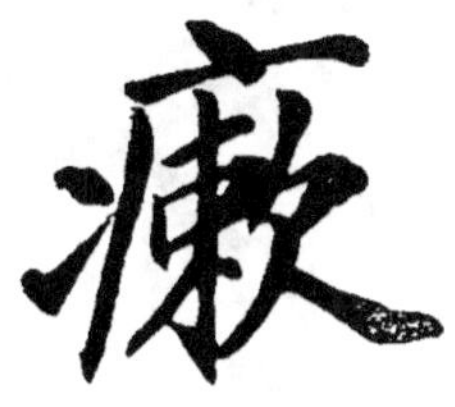

(Figure 238)

L'élément *sóu* est généralement considéré ici comme phonétique. Il faut admettre qu'il donne aussi un sens au caractère de la figure 238. En effet, à le décomposer, on trouve, à gauche l'image d'un arbre entouré, ce qui signifie dans un sens élargi : *lier, nouer*. Et à droite, on trouve un complément dont le sens est souffle. D'ensemble, le signe se traduit, *seóu*, ou *sóu*, tousser, autant dire, *souffle* qui se dénoue, qui se libère. Lorsque la toux n'est pas accidentelle, quand elle est conséquence de maladie, on adjoint au graphique ci-dessus analysé, le radical 104 qui caractérise l'affection.

Les mêmes éléments, *arbre entouré* et *souffle* apparaissent dans le mot *rincer*. Il leur est alors adjoint ou le signe de la *bouche*, ou celui de *l'eau*.

Par ailleurs ces éléments sont phonétiques dans *crible, légumes*, et le verbe *se hâler*.

T'SI : Etat maladif.

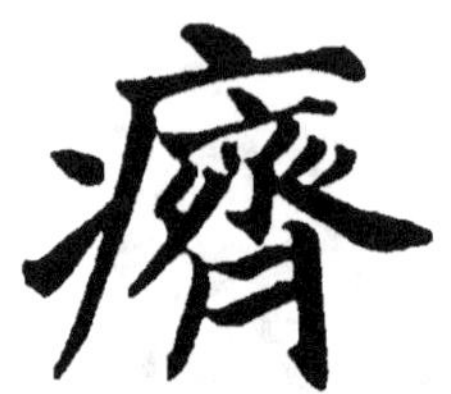

(Figure 239)

L'élément *t'si* est la clé 210, avec, pour sens, *ordre, harmonie, régularité, complet, parfait, ensemble.* Le signe antique représentait trois épis d'égale hauteur dans un champ de blé. On peut juger par cette étymologie des modifications que subit le signe depuis son origine. L'état maladif est celui où quelque désordre est apporté à l'état harmonique du corps en temps ordinaire. Donc, ici comme dans le signe précédent l'élément souscrit a une fonction double : il est à la fois phonétique et descriptif.

CHOUAI : Faible à la suite de maladie.

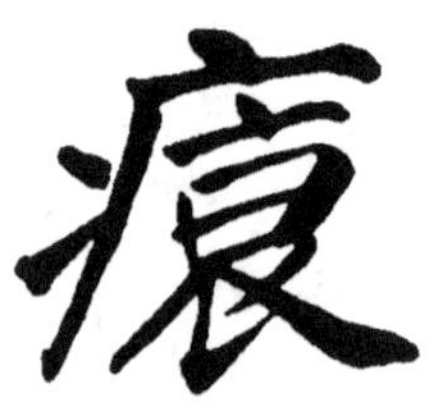

(Figure 240)

Le signe *chouāi*, par lui-même, représente l'idée des habits de paille que revêtent les paysans en temps de pluie. Ces vêtements étant d'une durée plutôt courte, du fait même de leur constitution. Le signe s'est élargi jusqu'au sens de décrépitude, décadence. (Nous avons vu ce signe intervenir dans un mot relatif à la cachexie malarienne). L'état de faiblesse d'un malade se peut représenter par l'emploi de ce signe *chouāi* souscrit au radical *ni*.

TSIE : Petit bouton.

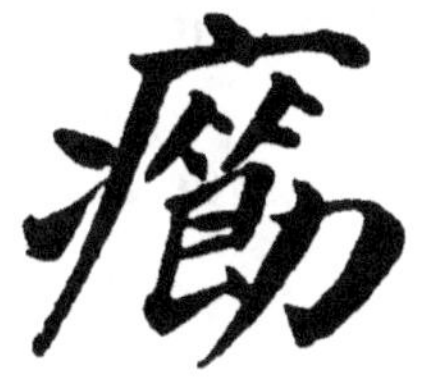

(Figure 241)

Tsie, nous l'avons vu, signifie **article, articulation,** et aussi *période...*, et encore *tempérance*. Les petits boutons dont il s'agit ici sont-ils le résultat d'éruptions qui se localisent autour des articulations, ou de nature périodique, ou encore provoqués par une intempérance dont nous ignorons la forme ? On ne peut que proposer sans répondre.

TCHENG : Maladie de l'abdomen
Obstruction de l'intestin.

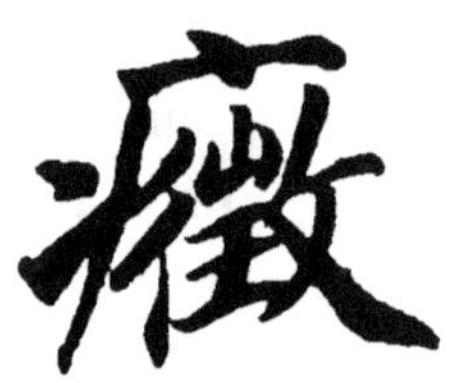

(Figure 242)

Tchèng se traduit : *signe, preuve, effet, manifester, attester, prouver, exiger, taxer, citer,* etc. Certains auteurs, outre les sens de *maladie de l'abdomen* et *obstruction de l'intestin* (dans le cas où ce *tchèng* est souscrit au radical 104) ajoutent les sens de *calcul, pierre.*

Tchèng est ici phonétique.

NIAO : Fièvres diverses.

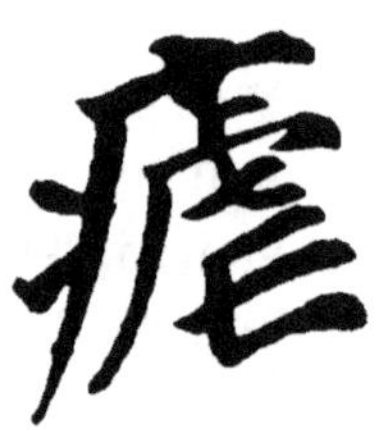

(Figure 243)

Les sens du *niào* souscrit sont : *brutalité, tyrannie,*

féroce, cruel. Prononcé *niáo* ou *yâo*, cet élément est ici phonétique. On y voit la clé **141**, qui est celle du tigre. Le caractère *yao* lui-même se lit : *tigre griffant un homme*. La griffe est en bas ; l'homme a disparu. Il est assez curieux de remarquer que plusieurs fois nous avons vu associer, en graphisme chinois, l'idée du tigre caché dans l'herbe, ou du tigre féroce, et l'idée de la fièvre, notamment lorsqu'il s'agit de fièvres paludéennes.

LEOU : Ulcère. Tumeur purulente.

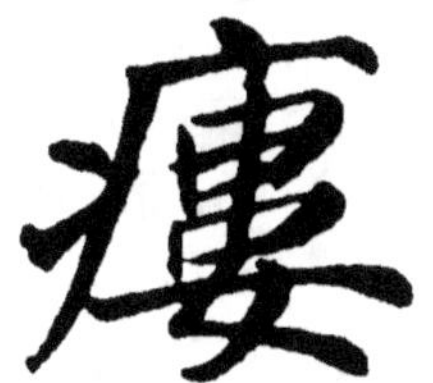

(Figure 236)

Maintes fois nous avons déjà rencontré des signes relatifs aux boutons, bubons inguinaux, abcès, ulcères, tumeurs purulentes, etc. A notre vif regret, il nous est impossible de préciser de quelles natures sont ces diverses affections. Sans aucun doute, chacun des signes rencontrés a trait à un mal déterminé. Mais les résidents eux-mêmes en Chine, les médecins européens, interrogés sur ces variétés, déclarent n'avoir jamais su les différencier par leurs représentations graphiques. Les Chinois eux-mêmes, disent-ils, volontiers s'y égarent, pour la raison que tel signe dans telle région désigne telle sorte d'éruption, alors que dans la région voisine le même mal est représenté sous un autre aspect. Nous ne pouvons donc que donner un sens généralisé, laissant à de patients classificateurs le soin de tirer, sur place et s'il est possible, cette série d'obscurités au clair.

Leôu souscrit représente une femme séquestrée, enfermée dans la prison du gynécée, et désormais, oisive, inutile. Aucun rapport avec la maladie dont il s'agit. Cependant, il est certains cas où le signe *leôu* prend le sens de *tumulus*. Par assimilation les Chinois auraient-ils rapproché la forme du tumulus de celle de certains ulcères offrant des protubérances ? C'est une hypothèse, et rien plus. Nous inclinons bien plutôt vers un simple emploi phonétique.

MOUO : Détresse du peuple.

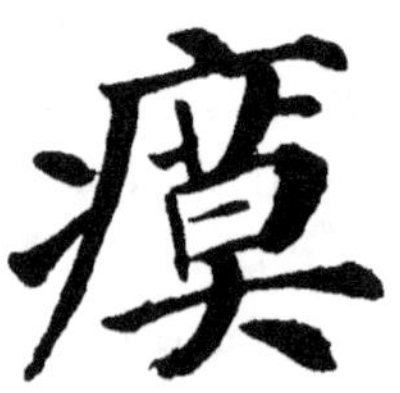

(Figure 245)

Moûo représente le soleil disparaissant à l'horizon, dans les herbes. Il faut lire pourtant ce caractère avec un sens plus étendu lorsqu'il est souscrit à la clé 104. Il signifie alors que les branches des arbres sont si peu garnies de feuilles, que les récoltes sont si peu abondantes, qu'au crépuscule, on peut voir, à travers la forêt, comme à travers les épis du champ, le soleil descendre à l'horizon. Dans les années fécondes, le soleil disparaît derrière le rideau épais des herbes hautes qui portent la nourriture du peuple. Dans les années de disette, au contraire les trésors de la terre sont si clairsemés que l'on peut, du regard, accompagner l'astre jusqu'à ce qu'il passe sous l'horizon.

Ajoutons que l'élément *moûo* a pris le sens moderne de la *négative*, et aussi celui de *tarder à mûrir*. Voici plus d'éléments qu'il nous en faut pour identifier la figure 245. La détresse du peuple est à son comble lorsque se réalise le *moûo* redoutable. Maigre récolte laisse filtrer les rayons solaires, et c'est la misère pour tous.

T'AN : Impetigo. Dartre.

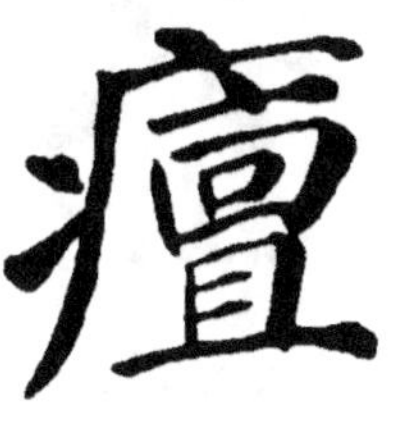

(Figure 246)

T'an représente le grenier qu'on peut examiner à la lumière du jour, c'est-à-dire dans lequel aucun grain n'a été volé. Par extension : honnêteté, probité.

T'ân est ici phonétique.

HOUEI : Toute maladie dangereuse.

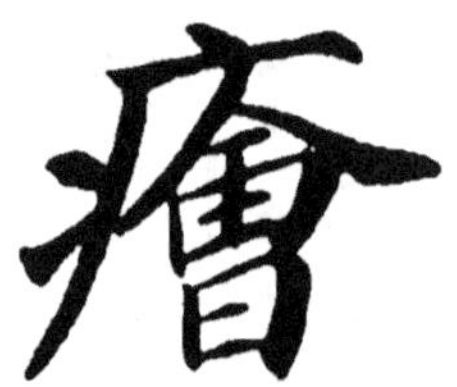

(Figure 247)

Houéi est ici phonétique. Son sens usuel est: *réunir, réunion.*

TS'OUNG : Maladie des petits enfants
Sorte d'indigestion.

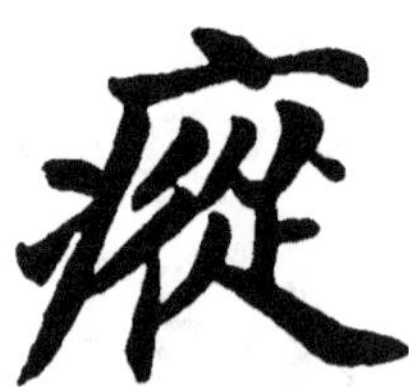

(Figure 248)

Ts'ông signifie *céder, suivre, se conformer.* C'est dire qu'il est phonétique en *ts'oûng* indigestion.

HIEN : Convulsions, accès intermittent.

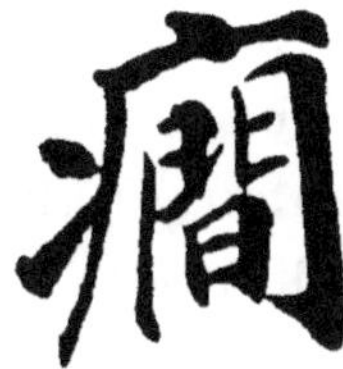

(Figure 249)

Le radical souscrit est des plus imagé. Prononcé *K'ien*, il représente une porte dans la baie de laquelle brille la lumière de la lune. Clair de lune à travers une ouverture. D'où : *intervalle*. La maladie *hiên* ne se produit que par intervalles, par intermittences. C'est la convulsion. C'est tout accès. Le signe *hien* (figure 249) à Canton, est couramment employé pour qualifier l'*épilepsie*.

P'AN : Prolapsus de l'utérus. Obésité.
Et (à Canton) : Placenta.

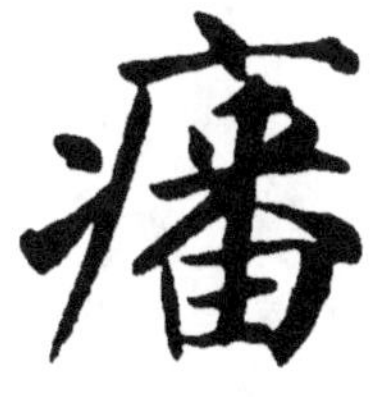

(Figure 250)

On ne discerne vraiment pas les raisons qui ont pu faire de *fân*, — sinon des raisons phonétiques — l'auxiliaire souscrit du caractère *p'ân*. *Fân* représente l'*empreinte des ongles* d'un animal augmentée de celle de la *plante des pieds* (d'un être humain, sans doute). *P'ân* au contraire, signifie *prolapsus de l'utérus*, *obésité*, ou *placenta*. *Fân* a le sens de *une fois*, *un tour*, *étranger*, *barbare* (1).

LEAO : Soigner, guérir, résister au progrès de la maladie par ses propres forces.

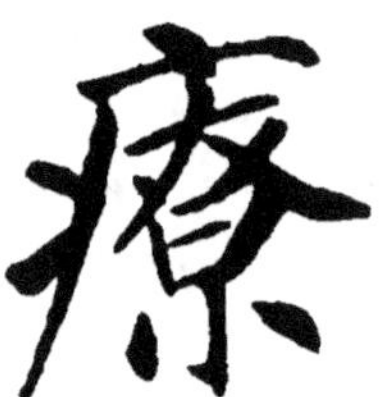

(Figure 251)

Phonétique.

---

(1) Après un mois, le fœtus ressemble à une goutte d'eau ; après le deuxième mois, il est comparable à une fleur de pêcher ; après le troisième mois, le sexe peut être discerné ; après le quatrième mois, le fœtus a une forme humaine ; après le cinquième mois, les os et les jointures se distinguent aisément ; après le sixième mois, les cheveux ont acquis un certain développement ; après le septième mois, la main droite remue à gauche du sein maternel, si c'est un garçon ; après le huitième mois, la main gauche remue à droite, s'il s'agit d'une fille ; à la fin du neuvième mois, lorsqu'on palpe le ventre, on voit qu'il se produit trois changements dans la position du fœtus — enfin, ajoutent les Chinois avec une certaine candeur, au commencement du dixième mois, l'enfant est complètement développé.

Le signe *leâo* se traduit : sacrifice offert aux immortels, sur l'aire, après la moisson. Ce signe est dérivé de *feu*, et d'une forme ancienne du mot *sincère*, aujourd'hui très contractée. Ceci laisse entendre le sens : « En sacrifiant au ciel, la foi est le plus grand point ». Faut-il voir dans l'emploi de ce *leâo* une stricte phonétique ou bien — la version est séduisante : état d'un malade qui a assez foi en lui-même pour obtenir sa guérison à force de volonté ?

LEI : Scrofule, le mal du roi, écrouelle.

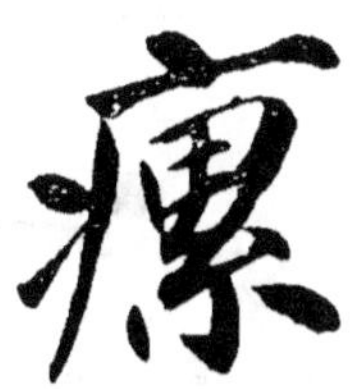

(Figure 252)

Phonétique. *Lei* signifie : *lier, agencer,* avec un lien une quantité d'objets.

LONG : Infirme, retour d'âge.

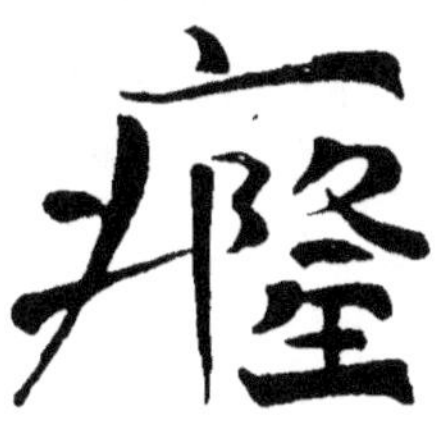

(Figure 253)

L'élément *lóng* n'est pas ici que phonétique. Sa partie supérieure a pour sens : *descendre*, et sa partie inférieure : *croître, monter*. C'est-à-dire : ce qui est né venu au monde, est destiné à croître, à grandir, à s'élever, et à atteindre un maximum de perfection, après quoi survient le temps de la décroissance, du déclin. La maladie *lóng* marque le moment où ce déclin commence.

LEI : Petits boutons.

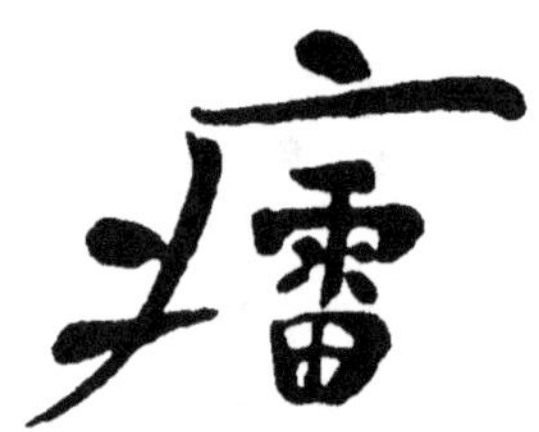

(Figure 254)

Lei, élément, figure le *tonnerre*.
C'est donc ici un emploi phonétique.

LI : Paludisme.

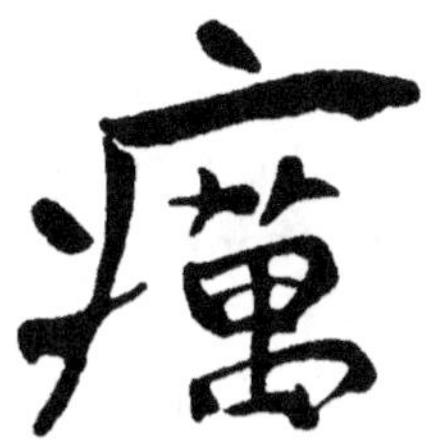

(Figure 255)

L'élément est l'image contractée d'un *aiguillon*. Faut-il voir en ce choix une signification, la maladie qui atteint et pourchasse, comme l'aiguillon multiple des insectes de l'air ? Ou n'est-ce qu'une phonétique ?

Nous pouvons arrêter ici cette démonstration déjà considérable quant au nombre des caractères étudiés. Sauf quelques caractères assez rarement utilisés, ou répondant — en double — à des désignations qui ont été classées en cette étude sous d'autres caractères, nous avons réunis tous les caractères relatifs aux maladies. On nous excusera d'avoir laissé également de côté, une dizaine, — peut-être, — de caractères de formes très complexes et dont l'examen n'aurait rien ajouté d'utile à notre travail, la plupart étant de formation phonétique.

Très vraisemblablement, la transformation profonde survenue depuis deux ans en Chine aura pour
effet d'ajouter au vocabulaire médical d'un peuple
furieusement épris de progrès scientifique et désormais intellectuellement tourné vers cette Europe qu'il
considérait jadis comme terre de Barbarie. S'il en
était ainsi, dans une dizaine d'années, force nous sera
de songer à une édition, revue et augmentée, sinon
corrigée.

Terminée la classification des caractères médicaux chinois, nous aurions pu, ici-même, fermer cet ouvrage où nous nous sommes efforcé de démontrer — sur les exemples successifs que nous fournissait la série des éléments souscrits au radical **104** — le mécanisme constructif, si ingénieux et si pittoresque, selon lequel les Célestes élaborèrent les véritables « dessins » appelés à représenter dans leur écriture, les principales maladies.

Toutefois, au cours des recherches que nous dûmes faire pour composer cet ouvrage, il nous advint de rencontrer telles *curiosités* dont nous prîmes soigneusement note et que, au moment de conclure, nous croyons opportun de ne point laisser perdre. En ces quelques pages supplémentaires, le lecteur trouvera d'abord une assez pessimiste « opinion sur la médecine ». Cette opinion est bien plutôt celle d'un philosophe à esprit religieux que d'un médecin exclusivement attaché à exercer contre le mal — avec l'impérieux désir de le vaincre quand même — toutes les ressources de son art.

Le texte en est fort ancien et son auteur est inconnu. Mais il n'est pas un médecin chinois qui ne connaisse et n'ait médité ces axiomes fidèlement traduits mot pour mot.

Nous y avons adjoint quelques prescriptions chinoises. Il en est où l'on rencontrera des analogies avec certaines de nos médications (1). D'autres, au contraire, ne sont pas sans déconcerter, et nous les publions avec la certitude que nul, parmi nous, ne s'avisera de les expérimenter jamais.

Après divers diagnostics à la chinoise, on trouvera enfin un bref rappel des théories qui, en Extrême-Orient, apparentent les organes du corps humain aux arbres, aux fleurs, aux couleurs et aux éléments. L'ouvrage s'achève par divers détails sur certaines parties du corps, détails dont l'intelligence ne sera pas inutile à qui, pour certains cas, voudra se donner la peine de consulter à nouveau les pages déjà lues et d'y vérifier la raison d'être d'éléments graphiques sur lesquels ces explications dernières n'avaient pas été fournies.

---

(1) Notamment il est curieux de constater que les Chinois pratiquaient bien avant nous l'opothérapie rénale, hépatique et pulmonaire.

Opinion Chinoise sur la Médecine

« La médecine ne peut rien que selon les vues et
« les desseins impénétrables du ciel. Outre qu'elle
« est presque toujours dans les nuages du doute,
« de l'incertitude et de la conjecture, combien de
« maladies nouvelles, combien de fièvres épidé-
« miques et de pestes, combien de crises générales
« et de symptômes développés tout à coup qui
« échappent à sa pénétration et rendent inutiles tous
« ses efforts! L'homme ne sait pas comment il naît,
« et il ignore comment il meurt. Tout est mystère
« pour lui. Il voit bien l'instrument, cherche à en
« expliquer les ressorts, donne des noms aux cordes
« les plus cachées, mais les vibrations et les notes
« qui forment l'harmonie sont au-dessus de sa portée.
« Les jours de l'homme sont comptés, la longueur
« de sa course mesurée, et la borne de sa carrière
« fixe et immobile, sans aucun espoir que la méde-
« cine puisse y rien changer, parce que toute vie
« est un anneau dans la grande chaîne des destinées
« du monde, dont toutes les proportions sont déter-
« minées et immuables. La médecine ne peut donc
« sauver de la mort, mais son rôle reste encore admi-

« rable. Elle sert à prolonger l'existence, à guérir
« d'une foule de maux qui assiègent notre pauvre
« humanité, à fortifier la morale en prêchant
« la vertu et en proscrivant le vice,—cet ennemi
« mortel de la santé, — et enfin à consolider les États
« et les peuples par des conseils et des recommanda-
« tions hygiéniques. »

Quelques prescriptions chinoises

La médecine chinoise emploie de temps immémorial les préparations mercurielles contre la syphilis, l'arsenic contre les affections scrofuleuses, herpétiques, et contre certaines fièvres intermittentes, le fer comme reconstituant hématique.

Le *borax* est prescrit contre le muguet; le *nitrate d'argent* est employé comme diurétique, le *carbonate de chaux* comme absorbant, et le liniment *oléocalcaire* contre les brûlures.

Contre le goitre, on utilise les cendres de *varech*.

L'anesthésie chirurgicale, générale ou localisée, est très anciennement connue en Chine. Houa-To, chirurgien « inventeur » de l'hydrothérapie en Chine, utilisait une sorte d'*Atropa* pour insensibiliser dans les cas d'opérations au bas-ventre. On emploie aussi le *datura alba*, l'*azalea procumbeus*.

Une espèce de *begnonia* est utilisée pour la réparation des altérations du sang. La *rhubarbe*, disent les Chinois, prévient la corruption du sang et le fluidifie.

On traite la rage par le *mylabre*.

Les troubles digestifs sont traités par *l'orge germée*.

Les Chinois croient à l'immunité, par rapport au goitre, de tous ceux qui boivent de l'eau conservée dans des vases de plomb.

Le rhumatisme est soigné par la racine âcre, sialogogue, du *Pupalia geniculata*.

Le *rehmannia chinensis* guérit ou soulage la débilité générale.

Parmi les fébrifuges chinois, retenons : le *tournefortia argusina*, le *trichosantes dioïsca* et *Dichroa febrifuga*, succédané du quinquina.

L'Eau est le premier des médicaments chinois.

Les éruptions écailleuses de la peau sont traitées par des bains à l'eau de mer.

Le *lait* dégoûte généralement les chinois qui se refusent à y recourir, tant au point de vue alimentaire qu'au point de vue médicamenteux.

Mêlé à du miel, le *charbon de bois* intervient, disent les Chinois, dans la dysenterie et certaines affections de la gorge.

La *suie* est un remède fébrifuge, astringent, styptique, déconstipant.

La gale est soignée souvent par le *bitume*.

Les convulsions es enfants et les blessures des flèches empoisonnées sont traitées par le *pétrole*.

Gravelle, coliques, affections pulmonaires, ictère, rhumatisme, trouvent un remède en le *quartz cristallisé*

Soufre. — Utilisé contre rhumatisme, fièvres, **gale**, poux.

Acide arsénieux naturel. — Affections scrofuleuses.

Arsenic sulfuré rouge. — Fumigations pour la nymphomanie des jeunes femmes.

Soude boratée. — Les buveurs en absorbent **avant** boire pour retarder les effets de l'ivresse.

Chaux sulfatée. — Insufflée dans les **yeux dans** certains cas d'ophtalmies.

Sulfate de chaux. — Employé contre l'incontinence d'urine. On lui attribue une action énergique sur la secrétion lactée.

Alun calciné. — Employé en pulvérisation **pour** dessécher les plaies et ulcérations produites par les bandages sur les pieds des femmes chinoises.

Râpures de fer en poudre. — Contre le délire.

Rouille. — Employée à l'extérieur pour **hâter** l'accouchement.

Acétate de fer. — Poudre obtenue par l'action du vinaigre sur les râpures de fer, à l'ombre pendant cent jours, qui sert comme tonique; on l'applique directement, mêlée au camphre, dans le prolapsus du vagin.

Cinabre. — Les enfants affectés de chorée en portent dans des sachets.

Oxyde rouge de mercure. — Sa préparation doit être faite hors de la vue d'une femme, d'une poule ou d'un chien. Il passe pour résoudre les foyers purulents et activer la végétation des granulations.

Litharge. — Soigne les abcès de la mamelle, les polypes nasaux.

Céruse. — Employée contre les brûlures, anthrax.

Vert de gris. — Contre les poux, la morsure des serpents, les affections du foie.

Argent. — Mêlé au vin, constitue un médicament contre l'épilepsie des enfants.

Or. — En feuilles sert aux suicides.

Argile ferrugineuse. — Considérée comme une argile colorée par les menstrues tombées à terre, cette argile a, dit-on, grande puissance curative contre l'aménorrhée.

Pierre ponce. — Contre le goitre, les tumeurs strumeuses, les hernies, les affections des voies urinaires.

Mica. — Traite les pituites et les obstructions de la dyspepsie.

Cheveux torréfiés. — Poudre contre l'hématemèse.

Urine de femme. — Guérit les abcès, résorbe les œdèmes.

Urine des enfants. — Guérit la débilité, la gonorrhée. On s'en sert aussi dans les cuisines pour attendrir la viande fraîche. Aussitôt après l'accouchement, on administre à la femme l'urine d'un enfant de quatre ans, en vue d'aider la nature à expulser les impuretés accumulées dans le corps pendant la grossesse.

La vésicule biliaire d'un ennemi mort. — Guérit les ophtalmies.

Matières fécales. — Torréfiées (traitement de l'hydrophobie).

Excrément de chauve-souris. — Ophtalmie, caries.

Graisse d'ours. — Contre la calvitie.

Gelée de peau de tigre. — Souveraine contre la toux.

Les reins d'un vieux chien. — En pilules : contre les affections nerveuses et la faiblesse des organes génitaux.

Peau d'éléphant. — Emplâtres pour contusions.

Urine de cheval. — Embarras gastrique.

Panne de porc. — Laxatif.

Graisse de chameau. — Affections rhumatismales.

Sang de chèvre et de cerf. — Fait reparaître les règles supprimées.

Bouillon de mouton. — Constipation.

Gélatine de peau de bœuf. — Emplâtres pour consolider les fractures.

Œufs de faisan. — Cosmétique.

Sang de cerf. — Arrêt des hémoptysies. Le meilleur mode d'emploi consiste à prendre un vieux cerf au piège (poursuivi par les chiens, il ne vaudrait rien), à lui ouvrir la jugulaire et à y adapter un long tube par lequel le malade aspire autant de sang que son estomac peut en supporter : cela fait, il monte à cheval et galope jusqu'à ce que son estomac soit libre et dégagé. Là-dessus, il prend un réconfortant et se met au lit.

Fiente de moineau, mêlée au poivre et infusée dans l'esprit de vin. — Blessures de flèches et d'armes à feu.

Fiente de pie. — Hémorragie. Lèpre.

Fiente de poule. — Tympanite.

Gelée de tortue. — Chancres, hémorroïdes.

Grenouille rainette. — Aliment en cas de faiblesse générale.

Salamandre. — Contre la toux, l'épilepsie.

Hippocampe. — Facilite les accouchements. Il suffit de tenir un hippocampe dans la main pour que l'expulsion du fœtus se fasse aisément.

Coquille d'huître. — Mêlée au suc de quelques plantes, elle intervient dans les maladies charbonneuses.

Nacre de perle. — Ophtalmies.

Limaces. — Rétention d'urine.

Cyprea cauris sorte de coquillage. — Amulette contre la peste.

Grillon. — Sert de base à un médicament utilisé pour faire sortir les échardes entrées dans la peau. Sert aussi pour la rage. Trois grillons dans une cuillerée de vin chinois, accompagnée de trente pilules dont la composition reste secrète. Avec ce traitement, le malade est guéri et même préservé pour toujours.

Libellule. — Ulcérations de la verge.

Guêpes jaunes. — Ascite, taches sur le visage.

Galles de chênes. — Poudre contre dysenterie, sueurs nocturnes.

Mouche. — Torréfiée, on la donne à manger aux enfants cachectiques et scrofuleux.

Scolopendre. — Contre les vers.

Cloportes. — Favorisent la menstruation.

Corail. — Prisé en poudre dans l'épistaxis, fait tomber les polypes des fosses nasales.

Champignon myletta lapidescens Horanino. — Poudre contre certaines affections du cuir chevelu.

Champignon polyporus versicolor. — Maladies inflammatoires du poumon et des intestins.

Spores de fougères. — En poudre : Fièvres ardentes, dysurie, hématurie.

Graminée oriza sativa : Riz. — Adoucissant, stomachique et diurétique.

Sa farine. — Utilisée pour cataplasmes.

Riz germé. — Tonique et eupeptique.

Gruau de riz. — A manger après la diète.

Bambou. — Les rhizomes sont antifébriles.

Sève de bambou. — Affections catarrhales.

Feuilles de bambou. — Toniques, antihelminthiques, stomachiques et carminatives. Certaines sont employées contre le prolapsus de l'utérus.

Pain rassis. — Recommandé contre la diarrhée, la leucorrhée, les sueurs.

Son frais. — Un oreiller rempli de son frais arrête les progrès de la variole.

Orchidées. — Toniques, stomachiques, antiphlogistiques.

Bulbes de tulipe. — Abcès scrofuleux et ulcères.

Lilium candidum. — Ses bulbes, avec du bouillon de poulet, calment la toux.

Oignons. — Infusions pour catarrhes, rhumatismes, dysenterie.

Ail. — Stimulant, stomachique, antispasmodique.

Alisma plantago. — Contre la lèpre, et aussi,

pour exciter l'utérus et provoquer la secrétion du lait. Les rhizomes de cette plante ont une action rafraîchissante, galactagogue, mais de plus on leur attribue une très grande puissance d'excitation sur l'appareil génital féminin : on dit aussi que leur usage permet à l'homme de... marcher sur l'eau ! ! !

Iris. — Fumigations pour chasser les moustiques.

Gingembre. — Appliqué sur le front, dissipe le mal de tête, et, sur les gencives, guérit le mal de dents.

Lentilles d'eau. — Lotion pour furoncles, éruptions syphilitiques.

Poudre noire d'arec. — Contre le tœnia.

Ecorce de pin. — Pulvérisée et mêlée à l'huile, sert comme onguent pour les dartres.

Poivre noir. — Infusions contre les fièvres intermittentes.

Cupule de chêne. — Astringente.

Feuilles de figuier. — Appliquées sur les hémorroïdes enflammées.

Feuilles de chanvre. — Fièvres intermittentes.

Rhubarbe. - Pénètre dans la rate, les intestins, l'estomac, le cœur, le foie, dissipe les tumeurs vénéneuses.

Cuite sept fois à la vapeur d'eau, elle restaure énergiquement le sang.

Polygonum barbatum. — Colique et choléra (graines).

Cannelles de Chine. — Facilite la menstruation.

Passerina. — Appliquées sur les oreilles, les racines de cette plante passent pour guérir la surdité.

Plantago major. — Diurétique, antirhumatismal.

Artemisia maxa. — Pendue à la porte des maisons chinoises, le cinquième jour du cinquième mois, comme préventif contre toutes les affections internes.

Chicorée crue. — En cataplasme sur les furoncles.

Fruits de gardénia florida. — Diurétiques, et sont employés contre l'hydropisie, l'ictère, les affections pulmonaires.

Gentiane. — Contre les sueurs nocturnes, l'hématurie.

Menthe. — S'emploie en huile pour les névralgies de la face (anesthésique local).

Betonica officinalis. — Très recommandée aux ivrognes dont elle dissipe l'ivresse, la betone est stomachique et antivomitive.

Saxifrage. — Emétique. Ophtalmies.

Noix muscade. — Contre l'ivresse.

Boutons de magnolia. — Poudre sternutatoire employée dans toutes les maladies des fosses nasales.

Thé. — N'a pas de fonction médicinale.

Euphorbe. — Impetigo, maladies cutanées.

Myrrhe. — Tonique, astringente, carminative.

Grenadier. — Ses fleurs, en poudre, sont insufflées dans les narines pour arrêter les crachements de sang.

Fleur de néflier du Japon. — Arrête la toux, apaise la mélancolie.

Jeunes pousses de fèves bouillies. — Dissipent l'ivresse.

Epines d'acacia en cendres. — Diminuent le gonflement de la langue des enfants, purifient le lait des femmes en couches, favorisent la suppuration des ulcères qui n'aboutissent pas.

Diagnostics

Yeux jaunes : bon signe, promesse de guérison.

Visage jaune, yeux bleus : guérison.

(Si le bleu est presque vert) : mort prochaine.

Le malade qui s'alite avec douleur au cœur et oppression a une maladie d'estomac.

Oreilles, yeux, narines, bouche, langue noires : mort prochaine.

Couleur noire au front et au-dessous des narine : mort après deux jours.

Yeux tournés obliquement : mort après un jour.

Bouche ouverte comme celle d'un poisson : mort prochaine.

Lèvres bleues et sèches : état incurable.

Lignes de la main effacées : mort prochaine.

Dents tout à coup devenues noires : mourra dans les dix jours.

Cheveux hérissés : mourra avant quinze jours.

Corps exhalant odeur cadavéreuse : mort imminente.

Dans les affections du cœur, si les yeux prennent une teinte noire : mort certaine.

LES PARENTÉS DU CŒUR, DU POUMON, ET DU FOIE

CŒUR

Le *cœur* est le viscère le plus parfait du corps. Il est le frère aîné de l'intestin grêle. Sa mère est le foie, son fils l'estomac ou la rate. Il a pour ennemis les reins, pour ami le foie. Il correspond à la planète Mars.

Il est soumis à l'élément du feu. Son temps astronomique est l'heure de midi. Sa couleur est le rouge crête-de-coq, sa voix est celle du rire. Il ressemble à la fleur de nénuphar non éclose. Son canal de communication avec les autres viscères part du centre du cœur et finit au petit doigt de la main où il se réunit au canal de l'intestin grêle.

POUMON

Le *poumon* a pour mère la rate, pour fils les reins, pour ennemi le cœur, pour ami le foie. Il correspond à la planète Vénus. Son temps astronomique est l'heure du soir. Sa couleur est le blanc pur ; sa voix est celle des fleurs.

FOIE

Le *foie* a pour mère les reins, pour fils le cœur, pour ennemi l'estomac, pour ami la rate. Il correspond à la planète Jupiter. Son temps astronomique est le matin. Sa couleur est le bleu. Sa voix est celle du gémissement. (1)

.·².·

T'EOU : La tête.

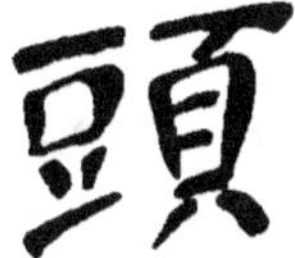

(Figure 256)

Comme la plupart des mots dont nous allons rapidement nous occuper ici, le mot *tête* a plusieurs représentations graphiques. La principale est :

L'élément droit figure une tête d'homme sur deux jambes (l'élément gauche est *t'eôu*, qui joue un rôle phonétique et représente, nous l'avons vu, un vase à viande).

La primitive de la *tête* : c'est l'élément gauche de *téou*, moins les jambes.

(1 Consulter : Jules REGNAULT. — Médecine et Pharmacie chinoise et annamite (Voir page 267).

17

EUL : Enfant.

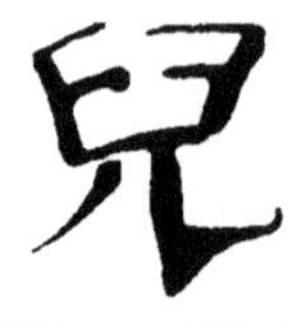

(Figure 257)

Dans le mot *eûl*, qui signifie : *enfant, fils, mâle,* et qui est un suffixe fréquent, on voit dessinée, au-dessus de deux jambes, une tête d'enfant, ouverte au sommet pour marquer que les fontanelles ne sont pas encore soudées.

JOU : Les Chairs.
Radical 130

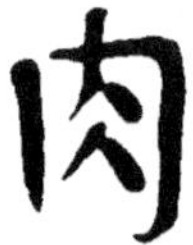

(Figure 258)

Ce radical a une grande importance pour l'étude, même sommaire, des caractères relatifs au corps humain.

Joû représente des lanières de viande boucanées et rassemblées dans un vase. Par extension : *viande,* les *chairs* .

Sous une forme condensée, ce caractère s'écrit :

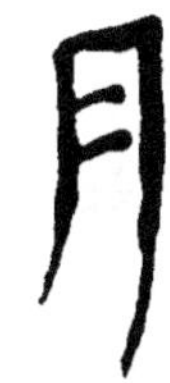

(Figure 259)

Il ne faut pas le confondre avec *yûe, lune* (clé **74**). Nous allons voir reparaître fréquemment ce *joû* contracté.

NAO : Le cerveau.

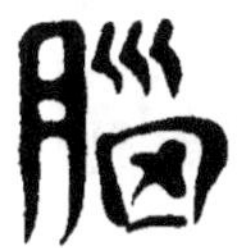

(Figure 260)

A gauche : l'idée de la *chair*.

A droite : au sommet les *cheveux*, anciennement relevés et noués en toupet, en dessous : l'enveloppe du *cerveau*. La croix indique : *ce qu'il y a dans le crâne*.

MOU : L'œil.
Radical 109

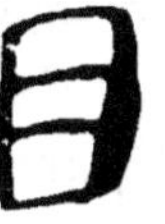

(Figure 261)

L'image primitive est *môu*, indiquant la forme (stylisée au pinceau) de l'œil et la prunelle.

Yèn

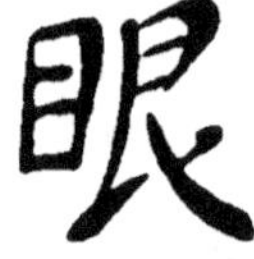

(Figure 262)

Môu apparaît à gauche, adjointe à un élément qui est phonétique.

PI : Le nez.
Radical 209

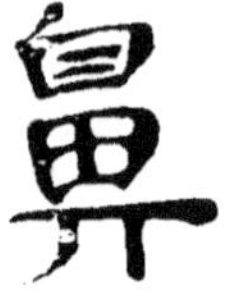

(Figure 263)

Les auteurs les plus autorisés refusent à *pî*, nez, toute signification imagée. Ils y voient simplement une phonétique, dont le sens initial n'a aucun rapport avec l'organe *nez*. Qu'il nous soit permis de proposer une lecture nouvelle qui contredit absolument toutes les étymologies du *pî* dont il s'agit ici, mais qui a le mérite de traduire trait par trait l'idée du nez.

Partie supérieure : *môu, l'œil.*

Partie inférieure: *t'iên*, le *champ*, le lieu où il y a des sillons, des canaux d'écoulement, et au-dessous l'horizontale avec deux lignes divergentes : les narines par où s'écoulent les mucosités.

Un auteur chinois ancien a classé le *carré avec transversales* sous la clé du *champ*. Ce classement lui a été sévèrement contesté. Pourquoi ? K'ang-hi — c'est de lui qu'il s'agit — pressentait-il notre lecture ?...

Nez : partie du visage située sous les yeux, où se trouvent des canaux d'écoulement aboutissant à des orifices !

On sait que les Chinois sont aussi imaginatifs qu'artistes lorsqu'il est question de représenter l'image d'un objet par un signe approprié. Il n'y a en vérité rien d'impossible à ce qu'un scribe ingénieux ait inventé cette figure qui, si elle répond à notre étymologie, est singulièrement expressive.

On dira pourtant avec quelque vraisemblance que dans l'antiquité, ce que nous croyons être ici l'œil, était le *nez* (œil avec une virgule en haut à gauche). Cela est certain. Mais dans la formation du signe *pî* actuel, n'est-il pas présumable que le scribe a pensé surtout à un œil, pour compléter logiquement son image. Quoi qu'il en soit, si notre version est fausse, elle peut au moins servir de moyen mnémotechnique pour les étudiants (1).

---

(1) Le nez était, d'après l'embryologie chinoise, le commencement de l'homme, le pivot de sa genèse.

EUL : L'oreille.
Radical 128

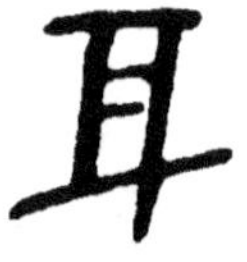

(Figure 264)

Le signe *eùl* est une représentation du pavillon de l'oreille. Il prend place, par exemple, dans *wên*, apprendre une nouvelle (l'oreille placée dans le signe *mên*, *porte*, dans *ts'ù*, prendre (l'oreille à côté du caractère *main*). Trois oreilles rapprochées (une en haut, deux en bas) signifient *s'entretenir à voix basse*, conspirer, chuchoter. Pour écrire *couper les oreilles*, on adjoint à *eùl*, oreille, le signe du *couteau*.

KÈOU : La bouche.
Radical 30 (1)

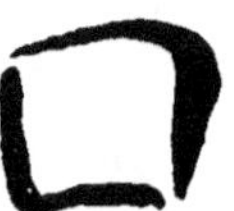

(Figure 265) voir figure 13, forme courante

Nous ne reviendrons pas sur *K'eoù*, bouche qu'il nous a été donné d'étudier au cours de cet ouvrage.

---

(1) Ne pas confondre avec *Wéi*, entourer, royaume. (Radical 31)

YA : La dent.

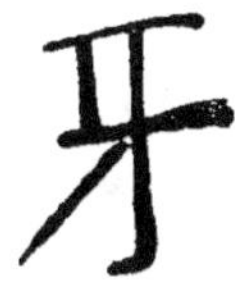

(Figure 266)

Figure du croc, de la dent canine. Le caractère antique montrait plus nettement l'emboîtement réciproque des dents supérieures et inférieures.

Yâ apparaît pittoresquement dans le mot *s'étonner, s'exclamer*. La *dent* y est adjointe au signe de la *parole* : autant dire, en s'exclamant, on montre ses dents.

Le *bourgeon*, la *pousse*, sont considérés comme des *dents* de fleur. Caractère : la *dent surmontée* du signe abrégé de la *fleur*.

CHO : La langue.
Radical 135

(Figure 267)

Image de la *langue* tirée hors de la *bouche*.

SIN : Le cœur.
Radical 61

(Figure 268)

La figure 269 représente l'aspect du cœur, selon la première idée que s'en firent les Chinois : un cœur a trois cavités. En haut : le péricarde ouvert, au milieu le viscère, en bas une indication sommaire de 'aorte : telle était l'image antique.

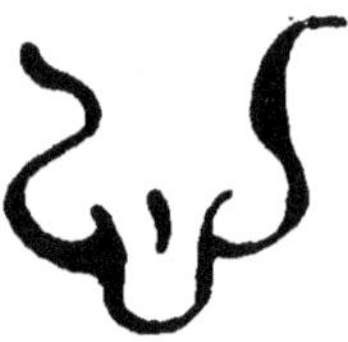

(Figure 269)

L'élément *sin* (clé 61) entre en composition dans beaucoup de caractères.

HIUE : Le sang.
Radical 143

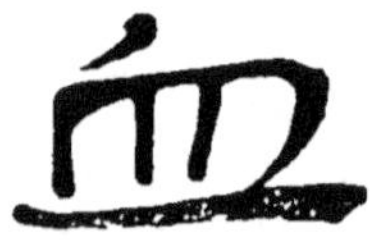

(Figure 270)

Idée première : un vase rempli d'un liquide, **par** allusion au sang recueilli pendant les sacrifices. Prononciation : *hiue*, ou *hiè*.

*
* *

Ainsi pourrait-on rechercher les étymologies de mots tels que : *tempes, front, joues, palais, omoplate, poitrine, estomac, ventre, rein, foie, entrailles, rate, poumon, vessie, moelle, muscle, bile, urine, squelette, pouls, transpiration*, etc. Nous ne pouvons qu'indiquer ces recherches, extérieures à notre étude, à ceux de nos lecteurs qu'une enquête dans ce sens pourrait intéresser. Nous devons néanmoins les prévenir que sur ce terrain encore, ils se trouveraient fréquemment en présence de phonétiques.

Les quelques exemples ici fournis ont été choisis parmi les caractères figuratifs. Le lecteur a acquis l'expérience, en feuilletant cet ouvrage, qu'il n'en va malheureusement pas toujours de même.

QUELQUES OUVRAGES EUROPÉENS

SUR LA

Médecine chinoise et annamite

Dr BOUFFARD. — Notes médicales. (*Annales d'hygiène et de médecine coloniale* 1900, n° 2).

CAUVET. — *Histoire naturelle médicale*. Paris 1885. (Baillière).

Capitaine DABRY. — *La médecine des Chinois*. Paris 1863. (Plon).

DEBEAUX. — *Pharmacie et matière médicale des Chinois*. Paris 1865. (Baillière).

DUMOUTIER. — *Pharmacie annamite*. Hanoi 1887.

Dr MATIGNON. — Un traitement chinois de la diphtérie. (*Bulletin général de Thérapeutique*, 15 août 1895).

Dr MATIGNON. — Les instruments de chirurgie en Chine. (*Archives cliniques de Bordeaux*, novembre 1897).

SOUBEIRAN et DABRY. — *La matière médicale chez les Chinois*. (Paris 1847, Masson).

JULES REGNAULT. — *La médecine et la pharmacie chez les Chinois et les Annamites*. (Paris, Challamel).

Dr MARTIN. — *La médecine légale en Chine avec les principaux passages du* Si-yuen-Lu, *ouvrage médico-juridique*. (Paris 1882).

Divers ouvrages médicaux chinois

Kin-yao-kien-chou, par Tchang-kiai-ping (Kang-hi.)

Yi-ling-kai-tcho, par Wang-tsin (Tao-Houang).

Tong-yi-pao-tien, par Hiu-Kiun (Kien-Long.)

Tsi-yin-kang-mou, par Chang-si (Kang-Hi.)

Wen-yi-loun, par Wou-yeou-ho (Tchong-tchin).

Yi-tchong-kin-kien, par une assemblée de Tai-yuen, présidée par Kang-hi.

Pen-tsao-kang-mou, par Wang-jouei-ngan(Kang-hi)

Tchin-kieou-ta-tchou, par Tchang-tchong-kin, (Kang-hi.)

Nieou-ma-to-king, par Wang-leang (Kien-long).

Houang-si-nouei-king, attribué à l'Empereur Houang-ti.

TABLE DES MATIÈRES

	Pages
Avant-Propos	7
Quelques explications sur le genre de l'écriture chinoise	13
Ce que sont les « Clés » chinoises	23
La clé des maladies, (clé 104)	29
Hernie	42
Clou, furoncle, abcès	48
Muet	53
Blessure faite avec un instrument contondant	62
Croûte sur une plaie	66
Fièvre chaude	67
Pituite	73
Langueur, consomption, catarrhe, phtisie	75
Colique avec tranchées	78
Epuisement, asthénie, fatigue	80
Maladie non désignée	81
Tremblement sénile des vieillards. Accès de frisson fébrile. Tremblement de la tête	82
Diarrhée	83
Maladie chronique, infirmité	85
Bouton	86
Prolapsus du rectum	89
Vomir, défaillir, s'évanouir	92
Sorte de gale, démangeaison, au sens général	95
Cicatrice, marque d'un coup, balafre, nœvus maternel	96
Epidémie, malaria, contagion	97

Enflure, bosse, œdème, tumeur, adénopathie,
    bubon inguinal.............................   99
Ulcère suppurant. Blessure qui ne se ferme pas.
    La croissance d'un bouton.................   100
Sorte de petits boutons.......................   101
Etat de maladie chronique, constante, régulière,
    née d'un trouble organique, d'un dérangement
    de corps ou d'esprit......................   102
Lassitude, ennuyé, dégoûté, excédé, amaigri....   104
Petit ulcère, éruption sur la peau provenant de
    la chaleur : petit furoncle...............   105
Indigestion, dyspepsie, palpitations du cœur...   106
Sorte d'ulcère, atrophie et surtout maladie
    d'enfants, provenant ou de nourriture trop
    sucrée ou de mauvais traitements..........   107
Faiblesse, manque de force, impuissance, lassi-
    tude, langueur............................   109
Toute maladie chronique ou incurable..........   110
Gibbosité, dos voûté, déviation de la colonne
    vertébrale   111
Convulsions des enfants, voire généralement
    maladie   113
Acné pustuleuse de la face, petite vérole volan-
    te, varioloïde............................   114
Une maladie non encore nettement déclarée,
    obstruction et parfois dyspepsie..........   116
Fatigue, perte des forces.....................   117
Terme général pour maladie, vice, défectuosité,
    dommage, affliction, même misère..........   118
Dysenterie   119

Ictère par rétention ou par polycholie.......... 120
Mal, peine................................ 121
Maladie provoquée par la constipation........ 122
Fièvre intermittente...................... 123
Bossu, maladie de la colonne vertébrale....... 123
Toutes calamités, afflictions................ 124
Ulcère profond, anthrax.................... 126
Une squasme sur une plaie. Une imperfection.
    Une excentricité....................... 128
Certaines hémorroïdes, et surtout cancer du
    rectum (qui ronge comme un insecte)........ 129
Diverses cicatrices, marques sur la peau........ 130
Insecte intestinal, ver solitaire.............. 130
Blessure ou meurtrissure faite avec un bâton.... 132
Fièvre intermittente et tertiaire.............. 133
Stupidité, idiotie......................... 133
Gale 134
Ennui, dégoût, lassitude, excès.............. 135
Goutte, la podagre........................ 136
Lassé, surmené........................... 136
Ulcère suppurant, gémissement d'un malade.... 138
Relever de maladie, guérir, être convalescent... 139
Contusion, meurtrissure, ecchymose 141
Sorte d'ulcère, et aussi le fait d'être malade..... 141
Boutons noirs et rouges sur le corps, taches de
    rousseur, marques de naissance sur la peau... 143
Asthme, emphysème, tousser................ 143
Maladie indéfinie, guérissement progressif...... 144
Rhumatisme.............................. 146
Dysenterie. Flux. diarrhée................. 146

Anxiété causant une maladie, mal provoqué
par les soucis, langueur.................... 147
Occlusion intestinale, point de côté........... 148
Atrophie. Fatigué 148
Choléra 149
Souffrance qui fait frissonner. Frisson au début
d'une fièvre.......................... 150
Boutons de fièvre........................ 151
Migraine, névralgie frontale................. 153
Engourdissement, anesthésie, rhumatisme...... 155
Petite vérole............................ 155
Calvitie 156
Douleur 157
Gonflement.............................. 158
Stupidité , débilité mentale................. 159
Engelure 160
Enflure 161
Indisposé............................... 162
Suffocation 162
Frisson 163
Mal invétéré 164
Mélancolie, lipémanie..................... 165
Lèpre, eczéma........................... 165
Dysurie 166
Grêlé, engourdissement, anesthésie........... 167
Maladie indéterminée..................... 167
Menorragie, métrorragie................... 168
Malade, infirme, impotent................. 169
Affaibli, usé............................. 169
Enrouement, laryngite 170

Sang extravasé.   171
Ascite d'origine hydropique.   171
Folie, manie   172
Tache, verrue.   173
Souffrant, malade.   173
Rage, fureur.   174
Vers, obstruction.   174
Mortel, funeste.   175
Paralysie   176
A bout de forces.   176
Ratatiné, contracté.   177
L'état du malade qui s'affaiblit.   178
Ulcère   178
Guérison   179
Nécrose, consomption.   179
Abcès, ulcère.   180
Angine.   181
Excroissance.   182
Ensevelir.   182
Gale   183
Convulsions   184
Goitre, tumeur   184
User, épuiser.   185
Malaria, paludisme.   186
Cicatrice   187
Morve   187
Démangeaisons, prurit   188
Maigreur   189
Excroissances charnues. Polypes.   190
Débile, caduc, cachexie malarienne.   191

Tumeur, clou.................................... 192
Folie, frénésie.................................. 193
Amaigri, stérile................................ 194
Etat de maladie................................ 195
Maladie de cœur............................... 196
Maladie contagieuse, quelquefois typhus....... 196
Mélancolie..................................... 197
Mal incurable, estropié, décrépit.............. 197
Jaunisse, ictère............................... 199
Choléra 200
Boiter, boiteux................................ 201
Lèpre 202
Catarrhe, Phtisie.............................. 202
Guérison 203
Abcès froids................................... 204
Fistule, notamment fistule à l'anus............ 205
Gastrite, affection, avidité, passion........... 206
Ulcère 207
Contracté, atrophié............................ 208
Diarrhée, déverser............................. 209
Anesthésie..................................... 209
Alopécie séborrhéique.......................... 210
Leucorrhée, flux............................... 211
Consomption 212
Apoplexie, paralysie........................... 212
Croûte 214
Malaria 214
Enflure, hydropisie............................ 215
Guérison 216
Stupidité 217

Démence....................................... 218

Consomption 219

Amaigri, décharné............................. 219

Ulcère 220

Démangeaison, prurit......................... 221

Goitre, tumeur............................... 222

Vice, passion invétérée...................... 223

Ulcère malin................................. 224

Tousser, expectorer.......................... 225

État maladif................................. 226

Faible à la suite de maladie................. 226

Petit bouton................................. 227

Maladie de l'abdomen, obstruction de l'intestin.. 228

Fièvres diverses............................. 228

Ulcère. Tumeur purulente..................... 229

Détresse du peuple........................... 230

Impetigo. Dartre............................. 231

Toute maladie dangereuse..................... 232

Maladie des petits enfants. Sorte d'indigestion... 232

Convulsions. Accès intermittent.............. 233

Prolapsus de l'utérus. Obésité. Placenta (à
    Canton)................................... 233

Soigner, guérir, résister au progrès de la maladie
    par ses propres forces..................... 234

Scrofule, le mal du roi, écrouelle........... 235

Infirme, retour d'âge........................ 235

Petits boutons............................... 236

Paludisme 237

Addendum................................... 239

Opinion chinoise sur la médecine............. 241

Quelques prescriptions chinoises. 243
Diagnostics 255
Les parentés du cœur, du poumon et du foie. . . . 256
Cœur 256
Poumon. 256
Foie 256
La tête. 257
Enfant.. 258
Les chairs (Radical 130) 258
Le cerveau. 259
L'œil (radical 109). 259
Le nez (radical 209). 260
L'oreille (radical 128). 262
La bouche (radical 30). 262
La dent. 263
La langue (radical 135) 263
Le cœur (radical 61). 264
Le sang (radical 143). 264
Quelques ouvrages européens sur la médecine
    chinoise et annamite. 266
Divers ouvrages médicaux chinois. 267

Imprimerie de la *Gazette Médicale de Paris*. 9, rue Denis Poisson Paris